U0001081

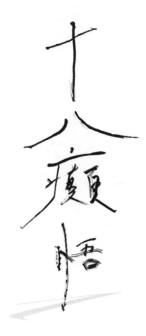

十八癲悟

梁君堯
Olivia Liang

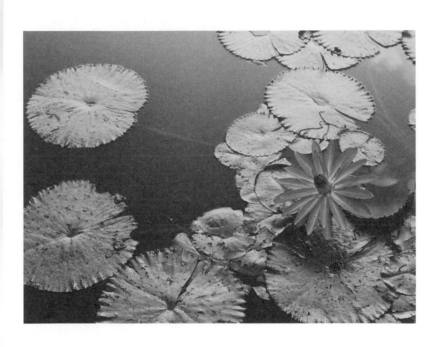

自，序。

關於十八歲，每個人都有許多幻想。

對於未體驗過的，那是一種帶著懵懂的憧憬。
對於早已逝別的，那是一種告別無知的回甘。

那是不用再穿制服的解脫，那是可以自由闖蕩
的灑脫。那是春花凋零後的炎熱，那是初夏開
始迸發的篇章。

而我的十八點五歲。它是在一番於懵然未覺之
中，對青春身心靈的過支後的過勞。憂鬱與癲
狂的交錯，優雅且猛烈地──在梵高（Vincent
van Gogh）的星空下跳著探戈。

十八點五歲的觀察。社會觀察錄，以自己與自
己討「論」的方式，試圖看出點什麼。從歷史、
政治、文化、科技、宗教、藝術……到各國教
育系統、人與自然、心理疾病、社會性別規範
到大膽的抽象概念設想。

在 18.5 歲。為什麼在應當即將綻放時凋零？青春年少與死亡，太陽和月亮——本不會同時發生，卻在我的空中同時升起。

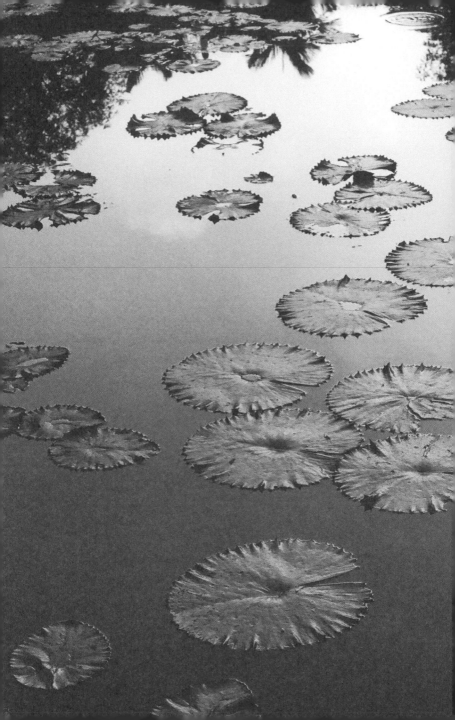

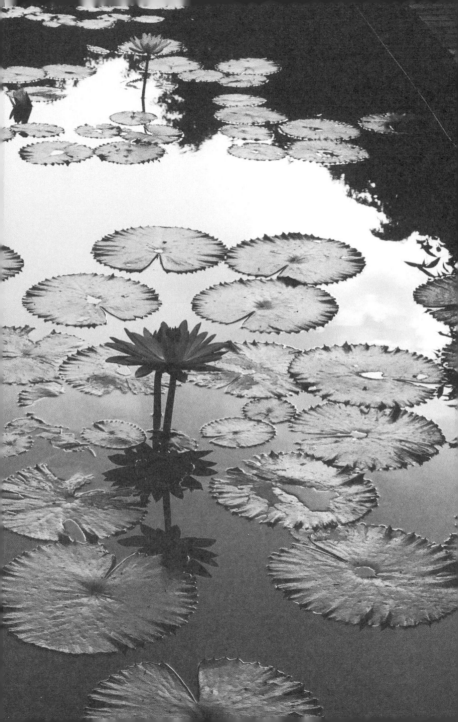

Contents

社會與人　國際、國內；歷史、當代

論：政府、政治。

論：舊宗教。

論：新宗教。

論：城市。

科技與人

論：隨身機。

論：娛樂產業化。

論：大數據中的個人。

人與人

論：現代式戀愛。

論：恐懼。

論：自愛。

論：死亡。

自然與人

論：大自然。

抽象概念

論：時間三部曲——過去。現在。未來。當下。

論：禪。

論：時間與空間。

論：雙向軸。

論：藝術 / 藝術家。

社・會・與・人・

國際、國內：歷史、當代

論：政府、政治。

始。
革命之卡布奇諾：分離、分隔、重整。
這是一個表演者的年代。
群體惡性。

始。

黎明時刻，
人民——領導者
曾為一**體**。
隨著太陽緩緩上升，
掌權之君／先領者加速腳步
快走／晃蕩奔跑的結實小腿，
全力蹦向那球燃燒／發燙卻
像夏日燈火吸引夜蟲般迷人的
權利。

革命之卡布奇諾：分離、分隔、重整。

時間久了
像杯因談話激烈而被遺忘的卡布奇諾。
掌權的厚重泡沫穩坐在
勞動者們苦澀清淡咖啡
與**商人們**濃厚黏膩發腥牛奶混合體的上方，
距離相近卻分隔得明確清晰。

通過壓力——與汗水——不斷萃榨出的豆油成為
豆品類之間的貨幣，
貴氣的阿拉比卡柔順地包覆著舌尖
便宜的羅布斯塔卻在舌根保留了必定的苦澀。

時間久了
像杯因談話激烈——爭吵不休——
憤怒斷交——而被遺忘的卡布奇諾。
泡沫在不知覺的時間段——後，
像曾經的龐大江山消失不見，剩下僅有的殘渣餘孽
和幾顆泡泡焦慮地尋覓杯緣中可藏匿之地

害怕被空氣與咖啡奶之間的擠壓之力以殘忍的手段
壓破、暴斃。

時間久了
爭論停止，
　　　口渴了。
不自覺的端起那杯難喝的舊咖啡奶
　　　一飲而盡。

又慢條斯理的向咖啡調理師點了一杯
新的。

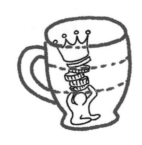

這是一個表演者的年代。

綻放中，洋甘菊花茶芳香
隨著緩緩上升的安寧蒸氣與晚間常務
沈重了，執政者拉低眼皮
與真絲眼罩之間凝神的舒緩輕輕摩擦
深深睡去。

那些晚間藝術表演者的狂歡才要開始！

不要臉的
小丑
在乾裂的白色粉末後
肌膚因長時間說──說瞎話──而發黃發橘
誇張肥大的彩色西裝口袋內
塞滿了幕後金主賭家的貢獻

同一位默劇演員，
套上不同面紗／面具／二手老舊服飾
　　串演著民主／共產／大獨裁者──種種角色；

演戲天份使他活靈活現地餵食觀眾

　　各個容易消化／疏通腸道逆流──種種藉口

緊閉雙唇咬緊牙根的他

　　在喝采不斷的落幕後

緩緩鬆懈緊繃的尖銳下顎

　　吐出**資本**的真相。

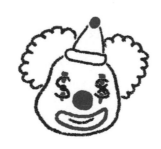

群體惡性。

火光燃燒
推翻口號
打死了個人

全體意識
復仇號角
消滅了個人

論：舊宗教。

一個人的朝聖。
佛。
老天啊。
八百萬個神明。——*神道*
靈性的石頭。——*於日本京都鳥居*

一個人的朝聖。

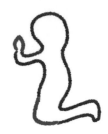

（祖）宗
　　教（義）

　　是一種**寄託**。
把自己的命運疑慮不安交給一個更高的力量

　　是一種**政治手段**。
暴君扭曲了「上帝」的「指示」聚集更廣更強的政權

　　是一種**靈性的突破和成長**。
允許我們在科學理性根據之毒辣眼光下──
接受那些無法解釋的感受感知，
允許我們在生生世世間不斷打磨自身心性──
在修行的道路上不斷向前推進

　　是一種跟自然界中最純粹的力量的**連結**
禱告戒食禮拜朝覲
放下身段
在未知的力量前獻出自己***謙卑***的膝蓋

佛。

佛學與佛教
一為主導眾生行為思想的生命哲學
一為貫穿歷史設立標竿的人為宗教

佛與佛性
一為經歷生生世世修練修行
　　開悟成道的曾經凡人
一為石頭小草花朵動物人類
　　萬物具備的內在特性

我佛我佛，打開眼睛用心觀察就能發現身邊
　　大大小小的佛性，自己內在與生俱來的佛性
念佛念佛，發心發願與時代不斷撮合摩擦磨練
　　化解生命中持續不斷的苦痛轉化為清淨力量
學佛學佛，看見自身執著而累積的自我與業障
　　不緊不慢地斷開輪迴間自己與他人的糾纏
成佛成佛，放下自我執念轉與宇宙意識連結
　　用光明與慈悲渡化眾生千千萬萬的傷痛苦痛

佛法，一套妙不可言的修道學問！

在日子與日子——端茶燒水煮飯睡覺——間

用**本心**

讓住在裡面的孩子樂呵呵地回到*本來狀態*。

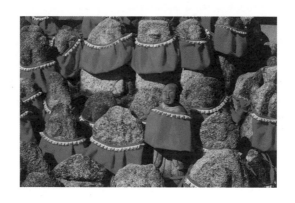

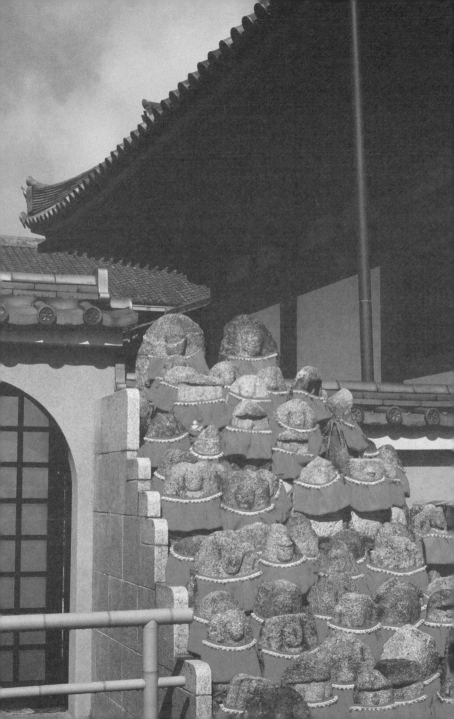

老天啊。

上帝啊。老天爺啊。神啊。
我在夢中看到您發光的倒影
窄窄的肩膀，微微隆起的小腹
怎麼莫名的熟悉？
右半邊過長的眉毛，瞇瞇的眼睛
怎麼如此的熟悉？

啊。您怎麼那麼像我自己的倒影？
一個全身金光閃閃的靈體
好似將整個宇宙灌入我潛意識肉體內
那般的宏偉

從瞳孔裡看見整片星空
成千上萬滴雨滴化為我感動的淚水
將世上每個孩子的笑容保存在我的眼角
讓月亮為我綻放，太陽與我共舞

我的老天呀。

八百萬個神明。

——神道

八百萬個神明

藏匿於

石頭瀑布竹林

生長於

破土綻放亡靈

歇息於

山丘沏茶涼亭

命名於

名堂有名無名

八百萬個神明

藏匿

生長

歇息

名世

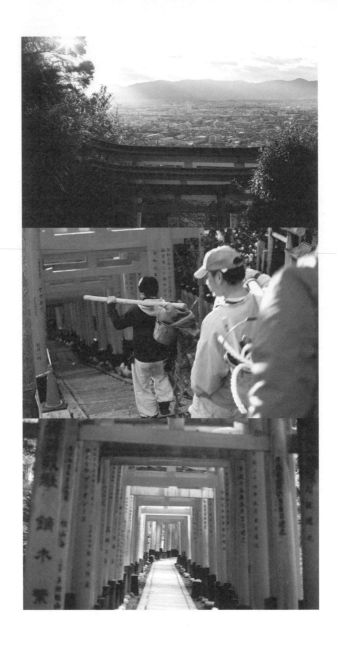

八百萬個神明
不像個宗教，
像場對自然萬物
八百萬個神明
進行感恩的儀式。

將神明切分至
千千萬萬個載體
將神性佛性充滿
每一個有機、無機體。

八百萬個神明。

靈性的石頭。
——於日本京都鳥居

繫著帶子

綁著兜子

的小神

我們山中的

鄰居

——記得跟祂們問安

在進入每一道

鳥居時

進入一道道

新的神界

走一下，

鞠一下，

時時刻刻提醒踏出去的每一步

頭頂上的每一片天

都有八百萬個神明的靈體。

感恩、謙卑的心。

論：新宗教。

錢。

消費者為王的王國。

錢。

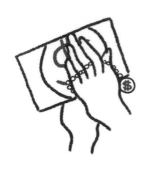

當打造神像的金子
成為了*新一代的神*。

〈文化層〉
唯一一種跨越民族種族國界的語言

通過屢次談判從口中吐出圓滾滾的
金　銀　財　寶，珍貴的玉石寶石鑽石
甚至批量的奴人都成了冷漠交易的籌碼
土地房產債券股票，勞力士香奈兒
時間推移，默認的互惠系統卻依舊如一

〈國家層〉
這場利益遊戲在說明書上的規則只被拿來當作參考
前進的步伐大步增快，一開始發展佔領的國家遙遙領先
其他玩家怎麼追趕都注定被墊底在這盤遊戲的倒數
在這場原始生態中，大國是豹，高福利富貴小國是獅，
那些遍體鱗傷的戰亂國們是打鬧的豺狼——骨瘦如柴
還有被叢林給拋在腦後的昆蟲們，這不屬於他們的戰爭

卻毫無反抗之力，落到食物鏈的底端——
只有逃跑或被食用的命運

〈個人層〉
在大玩家們喝著香檳紅酒、泡在熱水池裡骰著骰子
各個遊戲板上的小螞蟻啄食著不經意灑落下的麵包碎屑
整日整夜忙忙碌碌，永無止境搬運著體重五十倍的包裹
複眼朦朧不清的視線，
他們只知道從定點之間的流水線道路
重複　　　重複　　　重複
獻祭、討好、甚至為了蟻后而戰
靠著上個月頒發的薪水撐到這月底，
再從這月底撐到下月底
彷彿忙碌驅使螞蟻們遺忘這死循環的無意義、微小性
薪水連結著價值與價值，創造出一份又一份的

生命契約

消費者為王的王國。

二戰後，人人都成了消費的英雄。

輕鬆滑入琳瑯滿目的超市，

堆積成山的產品爆炸式地呈現在眼前

飢渴地訴求您大發慈悲、下手、購入、掃貨、

拔草[1]、海淘、選購

色、香、氣、打光、動線，

一切的一切都由迷宮設計師精心訂製

每一區琳瑯滿目的配置——

都在挑逗顧客自身都不曾發覺的口味

二戰後，資本主義打著消費者至上的宏烈口號，

硬生生的把個人抬捧到救世主的寶殿——

不屑一顧地通過——消費

拯救 / 發展 / 促動國家經濟。喔，偉大的犧牲者們啊！

每個人都通過——購買——

成了為國獻軀為國貢獻的愛國者！

在網站上——一點——滑鼠似掌握神力的魔法杖

一小時後包裹──「砰」──的一聲，出現在自家門廊上

網友們替這位新神創造出慶典，於雙十一狂歡、歌頌

這個門派在台前洗腦信眾，

使他們相信自己擁有獨立的思考權、決定權、

對於物品的喜好、獨特的口味；

然而在台後卻是用數據和人性心理學的弱點

從而操控金錢的流動──邪教，無誤。

這種新教也成就了些副作用──選擇項目爆棚的恐慌

同一樣產品，店裡 20 種的選擇，線上 20000 種的選擇

如何看透標籤、包裝，繞過廣告、數據演算法？

恐怕我們逃不出這座過度消費的五指山了

──這座用每年 13 億噸浪費的食物，

上千萬件不再穿的服飾所堆積

恐怕總有一天會坍塌，壓死在其中的──「英雄」。

1. 網路購物的流行語，相較於「種草」及「長草」意指推人入坑、激起消費者的購買慾望，「拔草」則是消除購買欲望，可能是已經購買，或是看到風評不佳而打消念頭。

論：城市。

大城市、想像與創造。
abusive relationship(s)。
害死人的愚昧。
無緣的土地。
逐夢。

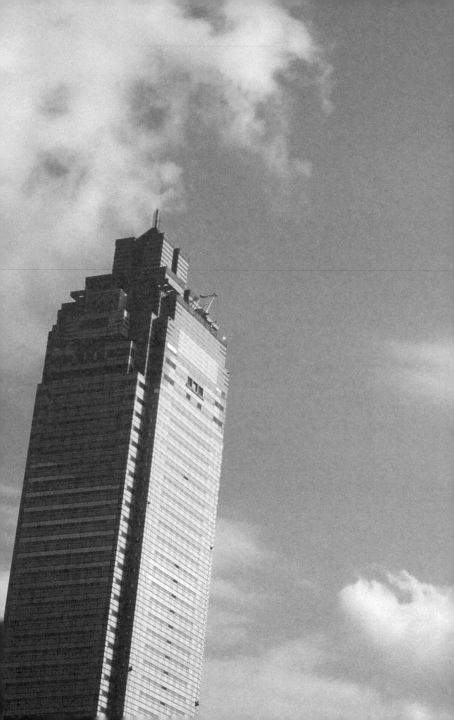

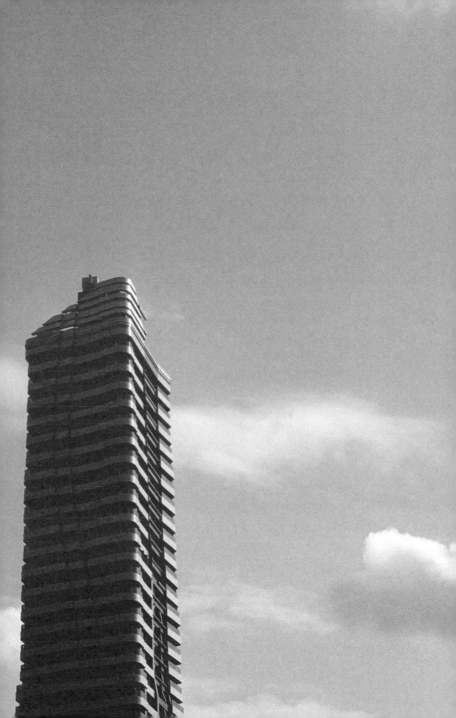

大城市、想像與創造。

實際上,大家都搞錯了。

只有小鄉鎮才能慷慨地施捨給人們空白的樸素麻布——保留了給年輕人們的想像空間。**五顏六色**的大城市夜燈,填滿了*過度飽*和的創意空間。

不知那些伏特是否是靠年輕熱血且無知的才華和希望來供電?

說是擁有**特立獨行的風格**,只不過是另一個圈子裡共**有的泛濫品味**。

陳腔濫調的節拍像鬧心的雷聲一般,咚。咚。咚。

擁有幾千萬個標注的穿衣、裝潢、藝術「小眾」風格,每一季千篇一律的套裝款式穿搭,唯二受益人只是那些促動飢渴消費的大公司與短暫走在潮流尖端的網紅們。然而,稍有不注意,任何迎風走在最前面的影響力者會隨時落隊。所有群眾在這場「藝術」的交易中都是輸家。永遠擁有的不夠新,不夠多,不夠。

真正願意去創造的人不多了，我說的是真正的創造。
因為創新其實並不受歡迎，像一夜沒睡好醒來後一整
天的腰痠背痛——打結的右肩膀，令人感覺不適。

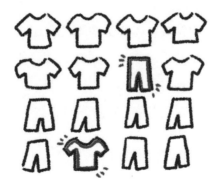

abusive relationship(s)。

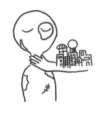

他不知道他還愛不愛她。

他的高中朋友多次叫他離開她。每一次的聚會，他卻拔高傲慢的鼻尖對準他們真切的雙眼，以高人一等的姿態，開始看不起他年少時的玩伴了。

他沒好意思跟父母講他們（她──他）之間的關係，每次講電話都用三言兩語、「嗯、嗯、挺好的」敷衍過。他越來越少跟他們通電話了。每次通話都以「很忙」五分鐘內匆匆告終。雖然他也知道自己這樣不應該，但罪惡感卻在通話過後，從語音迅速移轉為螢幕上美食博主的最新動態──可口（的事物和人），口渴──使長輩的緊鎖眉心從他視野中雲飛霧散。

他也知道不能這樣下去了。

但他不知道沒有她的日子他該怎麼活了，他是誰，連去哪裡找到滾燙燙到舌尖麻木的咖啡，哪裏有便宜卻不太衛生的非法勞工按摩館，哪裏可以在半夜三點買到止痛藥和半夜四點吃到解酒的油膩食物。

他不記得斑駁瘀青瘀血下，自己曾經的蒼白肌膚的色調。無法判別毆打痕跡和吻痕所留下的印記，所伴隨的皮肉痛感。

他甚至有些愛上這種被折磨的感覺。這種整天奔波卻毫無進展，往自己心知肚明不是夢想的夢想在倉鼠輪裡蹦跑、打轉。這種被密閉高樓所籠罩的——髒——亂——差——街道，吸金的反光大樓金光閃閃的阻礙任何一絲冬陽被施捨給下階的道路，堆滿垃圾。他每天吃著垃圾，玩弄擺佈著垃圾，在堆積如山的垃圾面前擺擺樣子的工作，在**垃圾**堆裡淘垃圾寶，觀賞著**垃圾**，成為**垃圾**。

垃圾人生。垃圾人。垃圾。

他和她——這座總是傲嬌、鬧著脾氣的大城市。和他們這段

萬人的 abusive relationship（虐待式戀人關係）。

害死人的愚昧。

老套
老舊
過時
傳統
的思想，
配上無知的沾料
使原就已發酸長霉的菜色更難以入口。

聞著早已壞掉腐敗的臭味，
看在長輩的面子上，強忍著，
奮力拆散不斷想打結的眉頭，
把毒氣薰天，都已經發酵的家鄉菜，一口，一口的
送入塗著最新一季 mac 口紅的雙唇之中。

回去，回現在在城裏的小家——這個她知道乾淨毛巾
在哪個櫃子裡，她感到真正舒適安全，這個狹小擁擠
卻完全屬於自己的緊密空間——
她就吐了。上吐下瀉。

老掉牙的相親公式、催婚前菜、充滿溫柔服從賢慧的
妻子湯、和養育孩子職責的主菜，全在胃裡消化不良，
硬撐著離開後才吐出來。

隔天起床後，隨便洗洗漱漱後就下了樓。
她看著路上瘋瘋癲癲的流浪漢，
在中午、大白天就開始說胡話。
行人連多看他一眼的興致都沒有。

這讓她深深吐了一口氣。
這個城市對所有人的包容，不帶有色鏡框的閒言雜語，
沒有多一絲對任何外人的在乎，
這種冷漠——反當是救了許多人。
包括她。

無緣的土地。

吵雜的人聲、孩子的尖叫、吸毒舉著紙板的流浪漢、
賣著垃圾的辣眼綠色餐車、髒亂不堪的人行道、地板
水溝縫裡塞滿了污垢雜物、闖紅燈的行人……

我真的不是很喜歡紐約。

更不喜歡的是那浮躁的氣氛、
千篇一律的日常，在快速轉動的行程內顯得更加膚淺。
大家都是在最忙乎的狀態下、更迷失自己　　與方向，
雖說　　大多數人　　連找到自己的第一步都還沒達成。

與人　　與人之間的互動連結相處
都只是為了找到一絲安慰
和活著　　　活下去的意義。
希望能透過吵雜的噪音和社交場合的喧嘩　　　來掩蓋
取代　　純然寧靜／卻圓滿的狀態　　　以及
　　單一動作裡的肅靜／端莊尊嚴
所帶來的　　　真正　　　「意義」。

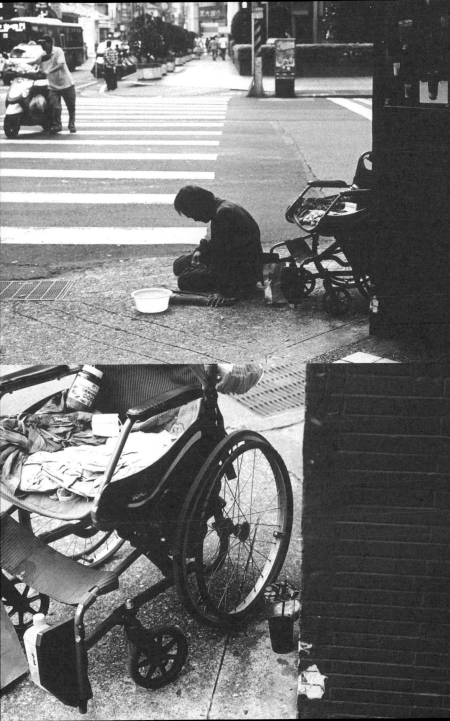

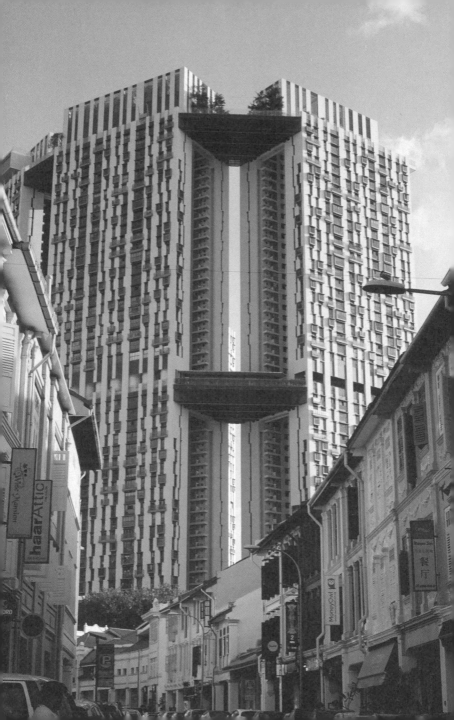

逐夢。

我朝著對岸的五光十色眺望
內心充滿憧憬與期待

期待午夜的狂歡
暗處發光的奢華

我朝著大樓的相互糾纏仰首
口袋飢餓得咯咯作響

印象模糊的西裝
白金潺潺的淪喪

我走向對岸
　　走向大樓
　　走向人群
　　走向墮落
　　　　　卻把自己丟了

我置身於五光十色
我置身於相互糾纏

我直勾勾的盯著鏡子

胃裡一陣翻攪

原來我追的是千千萬萬個別人的夢啊

那不是我的夢。

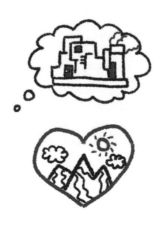

論：知識、教育。

教育的本質。
教育之亞洲篇。
教育之美國篇。
教育之留學篇。

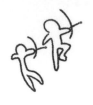

教育的本質。

在被大手創造出的過程當中，
我們也用小手創造出自己的大手。

吐出來的氣成了語言
寫下來的話成了文字
算出來的量成了數學
洞察出的實驗發展出科學
回頭看看找找記錄下歷史

我們*拍著桌子丟著刀子*湊合了政治
分*畫著古老地盤岩石*拼湊出了地理

閉起嘴巴咀嚼、抬頭挺胸站立
翹起端著茶杯的小拇指向禮節致敬
拜神裝鬼、祭奉祖先、煙花煙火
穿上紅白鮮豔圖騰的婚紗向節日習俗獻禮

我們承接著傳統、學習著前人：
把人類自身創造出的系統捧在手上

小心翼翼地傳給下一代，

教導他們如何在這個複雜的世界生存。

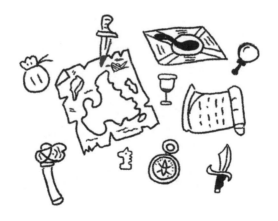

教育之亞洲篇。

吃慣了無色無味無口感的課本知識——
軟黏的內餡有些過時
但框架分明的骨肉硬到硌牙
——對學習的胃口日復一日
系統化地被消磨。

背　　誦
背　　背
填　　背
填　　填

開始的雀躍稍縱即逝。
只剩通往結束的倒計時。

不再是一趟日日推進的學習旅程。
從一開始——便只有年、月、日的催促倒數。

早　　　　　晚
早　　　晚
早　晚

•

有些孩子在

　　　　獨

　　　　木

　　　　橋

　　　　上走一走

頂不過橋頭颶風的壓力

一沒站穩

撲通

就掉下去了。

有些孩子

承受不了在後頭拿著望遠鏡密切注視的

家長穿著全套隊服拿著加油 / 喝斥板大聲疾呼、叱嚷

自己的腿卻越走越抖、越跨越小步。

自己被逼

跨出那一

分隔兩界

的那一

　　　　　步。

．

大家都是這麼走過來的

這麼、辛苦地、走過來的。

大家都知道不容易。

大家都喜歡批判國內系統、捧賞國外的自由式教育。

但

誰都想不到替代的方案了。

替代這個自古流傳

「相對」公平的系統了。

給了「寒門」可奢望夢想的空間。

不過大家也都知道

在這段越走越窄的獨木橋上行走的孩子們

即使起點和終點一樣

穿著的裝備──的價差──越來越　　　差　　　齊
　　　　　　　　　　　　　　　參　　　不　　　。

•

〈教育〉

思考是列印機

練習是影印機

革命是碎紙機

——蔡仁偉《偽詩集》

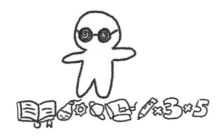

失敗

教育之美國篇。

一場競標價格的門票交易。

每個項目加十到五十元不等。
〈公益、領導力、團隊精神、強壯的體格、完整的人格、
邏輯思維、創意思考〉
〈比賽獎項數量、活動含金量、和社區服務時數〉是基
礎認證方式。

如何包裝——又是一門學問了。
銷售提案——pitch——
既要在傳統成功高大上的基礎框架內
又要增加 0.5% 的新穎創意性和 0.5% 的獨特性。
——注意——這是完美比例
多了少了都容易掉出審判者窄短的值域。

如何獲得這些項目的認證呢？

從小的準備才能保證 99% 的萬無一失；
從幼兒園就得拿好、研究好的簡歷範本，
貼滿拜金拜名拜美元的標籤紙標注好重點。

購買文具，購買準備充足的資源，
不斷的加購，製造競爭環境。

．

冰河時期再次襲擊
社會流動性的大河。

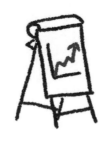

教育之留學篇。

一個個陀螺

365 度 365 天被鞭策

沒日沒夜

　　每日每夜地旋轉

我們都是刷題機器留學生

每天 100 個單字

　　抽

背了忘了忘了再背

　　抽

180 個課時的語言班

　　鞭

每小時 1000 元的價格

　　鞭

幾十萬的仲介費

　　磨

幾十篇的申請文書

　　磨

像堆積木那般建立五花八門的項目

紅色積木網球體育生

綠色積木投行實習生

橘色積木志工總統獎

紫色積木模擬聯合國

棕色積木樂團小號手

藍色積木現代舞藝術生

黃色積木奧林匹克數學

這些五顏六色的積木

搭建起來的是五、六年的期盼

一輩子的期許

支柱備考的信念

合理化焦慮的基石

一場中產階級家長的賭注

一條有錢家庭的另類路線

一個普通家庭承受不起失敗的激烈競爭式遊戲

一個個陀螺

365 度 366 天被鞭策

沒日沒夜

　　每日每夜地旋轉

榨乾了腦力、錢包、和耐心

等待最後一波來信

決定是否浪費還是值得

萬念俱灰還是辛苦回報

一塊塊積木

一個個陀螺

一不小心就會被推倒

一塊塊積木

一個個陀螺

論：心理疾病——新一代的流感。

中期患者的自白：診斷。沒錢買藥。

午夜異常亢奮的自白：失眠。

工作狂人的自白：焦慮。填滿時間。

「我沒病」的自白：「我沒事，我很好」。

四肢癱瘓患者的深夜自白：耳旁的劇烈聲響。

最終的自白：永不間斷的—— 不舒適感。

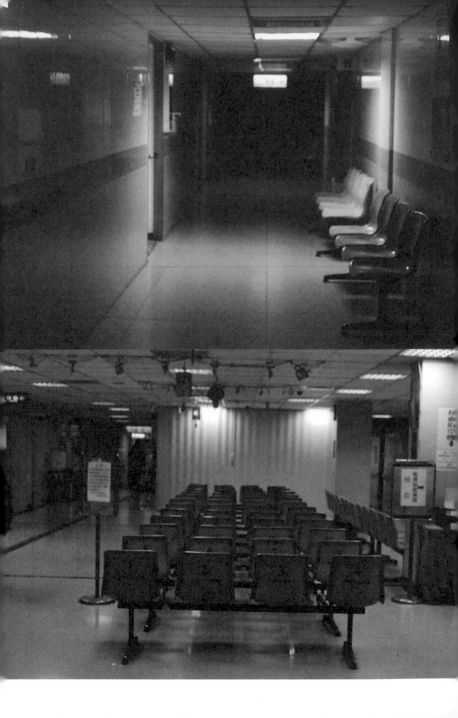

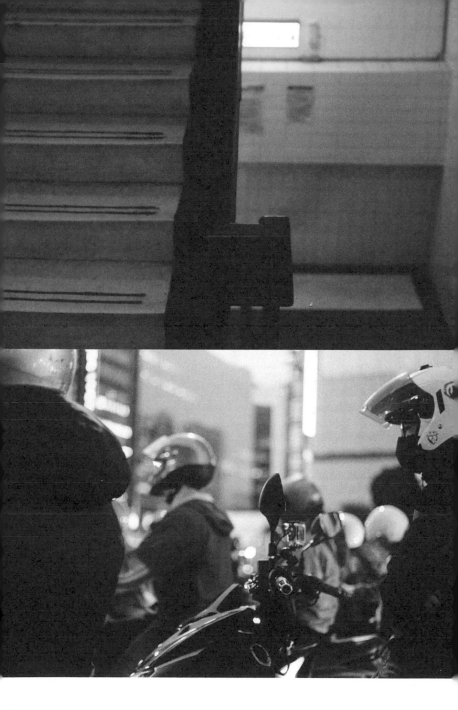

中期患者的自白：
診斷。沒錢買藥。

大家都不太好了。

年輕一代對這種新一季流感毫無抵抗力。

醫生乾脆把診斷訂製成印章，給每個進來的患者蓋上

「憂鬱症躁鬱症焦慮症」──照樣潦草的字跡。

藥太貴了。

只有晚期臨終患者才會傾家蕩產地購買

早就該實施的治療方案。

有些還沒來得及吃藥，

就不在了。

長輩們開著這個病的玩笑。

嘲弄的話語被不屑一顧給尖銳的刺破。

炫耀著他們年輕時不曾有過相同的症狀，

對這種病的實質性抱持懷疑

指責這種「過得太好」而延展出的迷信。

「這病，根本不存在。」患者被最後的重重一擊。

根本沒有一英吋的立場去反駁。
更別說力氣了。

同輩不理解，
社會不包容，
永遠客觀的時間也毫不回頭地往前跑，
絲毫不在意在原地已經化為一灘爛水
蜷縮成肉球的
患者。

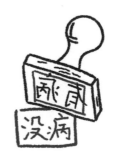

午夜異常亢奮的自白：
失眠。

雙腳

離

　　地

地奮力踏踐

冰凍結殼的湖面

凍傷的手指痛得發紫

使盡全力

以甲縫中的血絲

獻祭給原封不動的冰川

冰給湖面上了一層皮

嚴冬卻讓冰面磨出了老繭

我喘著粗氣，扣起耳朵

心臟咚咚炸裂的碎屑卻還是從五孔迸發出體外

肉體卻躺在這一大片結冰的死水上

進入不了湖底的

　　夢世界。

工作狂人的自白：
焦慮。填滿時間。

害怕自己的沒有用。

好像生命中每一刻每一秒都需要有某種效益，自身價值的某種經濟效益，需要為生命中更遙遠的一個目標所鋪路。不然，就是浪費時間、浪費生命、浪費資源、浪費身邊的人的精力。

這個叫「沒有用」的小怪獸，像極了白天夜晚都在頭頂上空盤旋的小蝙蝠。在路口等紅綠燈的時候，在等熱水燒開的時候，在車上浮躁的跳掉歌庫裡的每一首歌的時候，在打開又關掉那六個最常用的手機應用程式的時候，在看著對面大聲咀嚼的那張嘴巴的時候，在憋太久上廁所在馬桶上空停留超過三十秒的時候，在讓擁有有趣標題的書本內頁快速掃過之間卻沒有去深入任何一行字的時候，小怪獸撲騰撲騰拍著黑色還有些黏稠翅膀這聲音穿透日常中所謂的「忙」，傳入我不情願的耳朵。

而　我

揮揮手，像趕走蚊子般的想要搧去耳邊的「焦慮」提醒聲。

搖搖頭，再次進入茫茫人海和做不完的事情。

我最深的恐懼，

最怕的，是空閒的休息時間。

「我沒病」的自白：
「我沒事，我很好」。

:)。

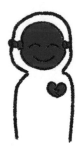

四肢癱瘓患者的深夜自白：
耳旁的劇烈聲響。

保持平躺是日常。

每日狹窄房裡唯一流動的影像

僅存於那過亮的長方形螢幕。

這些肌肉彷彿都不屬於神經系統的管控範圍。

誰知道出了這個門

那些排山倒海的爛事

會不會又像蝗蟲那般把我侵蝕

乾脆就讓門——保持關閉吧。

但門口嗡嗡的蟲鳴在徹夜的寂靜中更加狂妄，

刺耳。

搞得人

難以入睡。

還有

還有那些聲音！

白天的悄悄話到了晚上

在黑夜中尖叫狂歡。

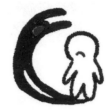

曾經聽到的責罵

對自己的批判

內心最深的恐懼

夜復一夜的被擴音喇叭播放。

請你們停下來!

想像蝗蟲啄人——

尖銳的牙齒刺破表層早已壞死的肌膚

——就好痛。

更難受的是那些在血管裡的蟲子。

把豔紅皮膚抓破了,

都還是

那麼的癢。

最終的自白：
永不間斷的——不舒適感。

永不間斷的——不舒適感
像一股在體內竄逃的癢源。

無法確切地指出它——此刻在哪
從何而來

更是抓不到

               抓　不到
        撓不　　　　到

                      找不　　到
   摸　不　到

奇癢無比
比劇烈疼痛難忍多了

更可恨的是
因無法對症下藥

只能對自己下藥

對生命的本身──根本──做出了結的手段

·

(這隻充滿腐氣的小蟲
從各大血管漫遊的晃蕩了一圈後
不慌不忙地飛出死者長滿潰瘍的口腔
親吻了嘴唇上的蛆蟲
後
慢慢地飛向金黃的黎明
尋找下一位幸運的主人
終身的伴侶)

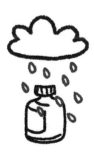

論：男女。

中年男人的肚子。

第二性。

男孩兒的眼淚。

中年男人的肚子。

男人的口味好食一種調味兒

它既有辛辣麻辣嗆辣帶給人

　　　的爽感

又附上浸入金黃冒泡的火油中

　　　的滿足

男人們一口接一口

沾著浮誇拍著桌子

　　　甚至捨去了文明優雅的餐具

　　　用未清洗、指甲嵌滿污垢的手

將好料貪厭粗俗地吞進

虛浮的肚子

餐桌上

胸下那坨肉最飽滿、

最滿腹肥腸的男人又在發表一場

激情演講——道理一套一套的口水肆意噴灑在

大桌菜上

中年男人

腆著隆起的大肚子

和那些長年累月被他們吞下的

「自大」

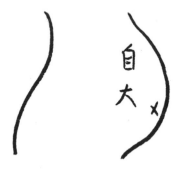

第二性。

男女。

男

女。

・

〈蠻〉

開拓者創造者掠奪者

生育者照料者服從者。

冒險者決策者擁有者。

料理者溫順者被擁有者。

・

〈早教〉

藍色跑車數理化科技三國演義

粉色娃娃中英文學藝術賈寶玉。

不哭不哭男子漢大丈夫。

不鬧不鬧撒撒嬌小姑娘。

•

〈革？〉

工業革命離婚法律科學避孕

入黨參政接班經商碩士學位

嫁人還是加班家事還是事業？

婆婆還是媽媽丈夫還是自己？

主體還是客體君王還是忠臣？

待救還是自救證明還是獨立？

「女人不是生成的，而是形成的」──西蒙・波娃《第二性》

男孩兒的眼淚。

讓男孩兒流淚吧，
任由他們心中敏感的傷痛從眼角淌出
學習用文字，而非拳頭
去向世界宣告──和讓自己接納──內心的感情世界

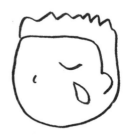

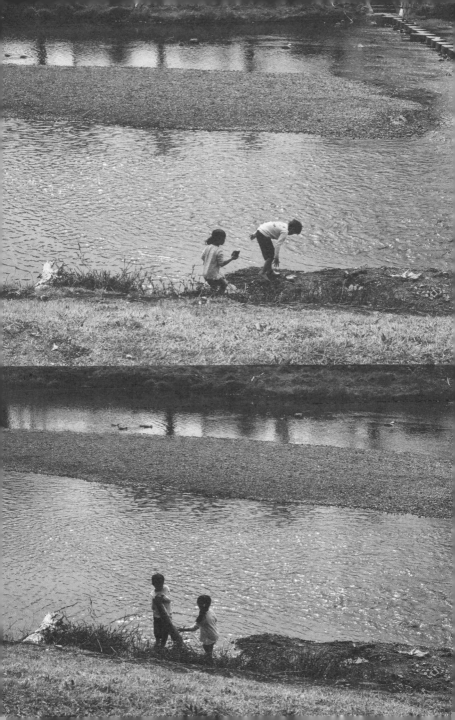

科・技・與・人・

論：隨身機。

偽宇宙／影子世界。

癮。

給手機的情書。

偽宇宙 / 影子世界。

我們活在影子世界中
將仿造的偽宇宙隨身攜帶。

目不轉睛地瞪著、看著
貪婪地吮吸著小小發光螢幕上
滾動字幕、五顏六色影像

人類所有智慧的資料庫——被拋上雲端
我們卻片面且短暫地下載——
每次幾分幾秒的碎片
食用無用無深度厚度的資訊

將自己的意識、注意力的鏡面
打碎成千萬個微小反射
塞進生活中每一個小空隙；
只是忘了，雖然還是能折射光源
卻看不到完整的自己了
徹底迷失在碎鏡子的影子世界中

癮。

碰酒碰毒碰賭碰色，
上癮了：
酒癮，
毒癮，
賭癮，
色癮。

壓力
　　壓抑
　　　　無法適當緩解
　　更多精神壓力
期望舒壓
　　習慣的力量
　　　　舒緩當日積累的苦痛
　　噢，上癮了。

時時刻刻想著看著吸取著
斷掉無比難受、不知所措

這不就是我與我那形影不離的小方格子
之間的關係嗎？

碰手機：
資訊癮、隨時隨地娛樂癮、
片刻解壓癮、隨時方便逃離尷尬癮、
小遊戲大故事癮、漫畫影片新聞趣事癮

　　完了，上癮了。

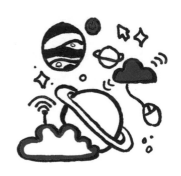

給手機的情書。

我無法想像
回歸到沒有遇見你之前的世界,

不記得那麼多趟長途跋涉的短暫旅程中,
在公車、地鐵、火車、飛機上
多出來的那雙手
要往哪兒擺

不記得那麼多不舒服的社交場合,
在派對、公司尾牙、同學聚會上
多出來的那雙眼
要往哪兒看

不記得那麼多輾轉不安的深夜,
在考試前一晚、重大場合頭一天
多出來的那次心跳
要往哪兒放 / 要交給誰

太多的不記得
太多的無法想像

不知道沒有你的日子還算什麼日子

沒有你來填滿我生活的空隙

我的生活是否會徹底崩塌

兩眼乾瞪瞪

兩手空空

心跳撲通撲通

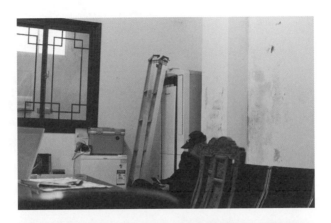

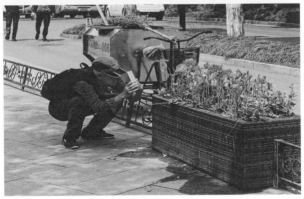

論：娛樂產業化。

吃瓜。
工廠化的明日之星。
下飯。

吃瓜。

我們聊著不屬於我們的八卦

聽著工廠化製造的歌曲節拍

看著競技台上整齊劃一的舞步

模型套出來的偶像

標籤貼出來的明星

每個季度換的不只是服飾潮流

換模板撕標籤也跟隨著妝容衣服

更換淘汰替補

鮮肉老將們通通上場

站在同一跑線

利索地跟著工作時公司經紀人規劃好的

路線悠悠衝刺向

熱搜話題爆點新聞

我們呢

我們

也就

默默地

往嘴裡

再送入

一片

新鮮的瓜

工廠化的明日之星。

往往
　　最
　　　黑
　　　暗的一片天
才能映出
　　　最
　　　　亮
　　　　的一顆　　星。

當潛規則就是行業中的規則
叫這些隨時可被替換的棋子
如何是好

誰叫舞台上的燈光要這麼亮
刺眼到讓人模糊了視線
看不到陰暗處那成堆成堆
廢棄的娃娃們刻苦的淚水

百分之三百的努力加上

百分之四百的運氣和抗壓性

才能贏得那麼一點點的出頭機會

為了榨出最純粹的橄欖油

橄欖肉橄欖核被磨得一乾二淨

真正煮菜的時候

連一點殘渣都看不見

就剩那麼在火上跳舞的

一點金黃

下飯。

今天晚上用什麼小菜配飯？
美式八卦，
韓式偶像，
日式公仔，
中式網紅？

好難決定。

論：大數據中的個人。

信任。
莫非。
病態瘦美觀 / 逼死宮女。
我是誰？

信任。

相信谷歌地圖，
開完這條街還會有下一條街
絕不會開著開著就掉下懸崖

相信用戶評論，
這家餐廳用材新鮮、隔壁卻只有兩顆星
那個商品質量頗差、一用就壞附圖差評

相信搜索引擎，
今年新年哪一天、放假放到什麼時候
颱風什麼時候來、政治人物說了什麼

將房間內腦子裡的私事任意交給雲端
卻不相信住在一起十年的社區鄰居
上了鎖的家門，卻擋不住留在耳邊的小偷

將線上陌生人的通訊及盜來的頭像置頂
卻不相信住在隔壁房間的家人朋友
如出一轍的密碼組合，一串安慰人的幌子

在「雲」/「新上帝」面前
你成了一位裸體的嬰兒
樂呵呵的受人擺佈
一切隱私被看得精光
自己卻堅守著不存在的權利

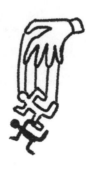

莫非。

並非人類透過宇宙感受生命
而是宇宙透過人類感受生命

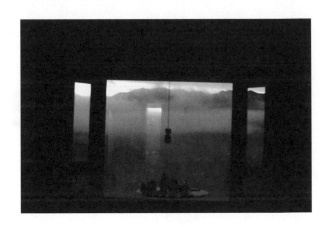

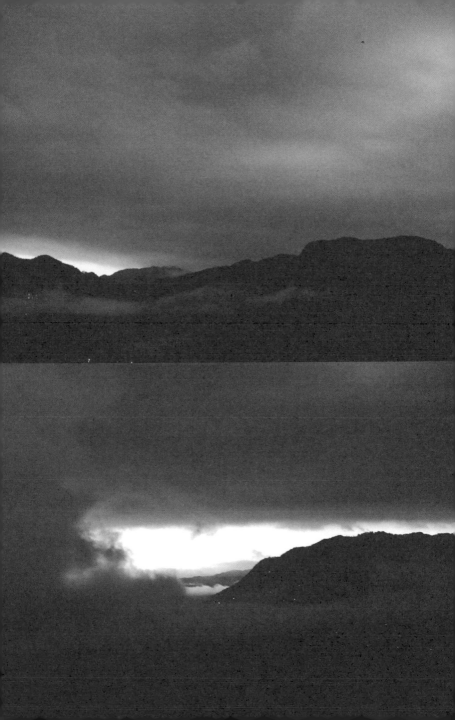

病態瘦美觀／逼死宮女。

A4 腰 [2]
鎖骨放硬幣 [3]
6s 腿 [4]

楚王好細腰，宮女多餓死

到底誰才是楚王？
為什麼要把自己逼成宮女？
勸服於供奉大男子視角的奴婢
還是自身扭曲視角的折磨？

我們忘了
這些強而有力的四肢
被生出來
是為了服務我們更好地
去探索世界
捕捉高枝頭上的鮮花兒
踩踏萬里污垢中的冒險

我們忘了

這肥臀與維納斯同款小腹

能生出來

生命的起源

孕育未來的主宰

去享受美食

舌尖上的清脆美好

腹腔中的渾厚歌聲

腰

骨

腿

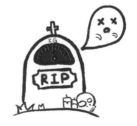

腰就是腰

骨就是骨

腿還是腿

孩童時——

未被媒體想販售的

難如攀天之病態審美

所污染的——我們

曾經是那麼的

與它們和平相處

資本至上的化妝品——

減肥品——健美——時裝——行業們

不斷的塑造這「完美女人」

逼死宮女

賣出一件件「號稱」能讓我們

向「美」邁出一小步的產品

逼死宮女

2. 指用一張直擺的 A4 紙（寬度約 21cm）就能遮住的
   小蠻腰。「A4 腰」是繼「馬甲線」、「雙膝過肩」、「反
   手摸肚臍」、「鎖骨放硬幣」、「酒窩放筆」後，在網
   絡社群平台上爆紅的流行話題。
3. 網路流行的一種測試身材及鎖骨的方法。
4. 意指瘦到用 iphone 6s 就能遮擋住併攏雙膝的腿。

我是誰？

從哪裡開始哪裡結束？
獨立意識、家庭意識、
社會意識、政治意識、
經濟意識、文化意識、
環境意識、宗教意識、
地球意識、宇宙意識

從哪裡開始哪裡結束？

原子、分子、
細胞、基因、
氧氣、氮氣、

從哪裡開始哪裡結束？

我們
從哪刻起
從一組細胞變成個人
從哪一刻

從社會份子變成個體

我們

從何時

從一個種族分界成另一文化

從何時

從一組信仰分界成另一社會

從哪裡開始哪裡結束？

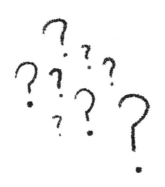

人·
與
人·

論：現代式戀愛。

交友軟體。
情感曾像張黏在鞋底的廁所衛生紙。
天時地利人和。
變形金剛。

交友軟體。

左滑、右滑、右滑、左滑

右、右、右、左、右

左右左左右右左

一場透過社交軟體進行的拍賣交易。

張張照片上燦爛的笑容化為指尖的一個挑動

重複機械性地一次又一次自我介紹相同的問安

——嗨嗨——在幹什麼——台北人嗎——最喜歡在哪

個國家旅行呢——

快餐式的相親，用了吃了一口菜的功夫去認識一個人

賽跑式的結緣，用不超過十秒時間下對整個人的定論

我們是即將擺好上架的商品

最好看的角度最完美的燈光

拿捏好展現出的附加價值

——興趣——冒險旅行——社交能力——

——健身——時裝傳達——隱約炫富——

人商品化、情價值化

我為提高自身物值猛下功夫
我們掂量得失回報，卻忘記
培養──自己愛的能力

將為期三個月的熱戀視為發病期
三個月事後──稱為痊癒期
不專注於如何在痊癒期經營傷口
而是儘可能拖延病症──這種叫戀愛的疾病

我們，

可能，

愛上的是戀愛的感覺，而不是戀愛對象。

情感曾像張黏在鞋底的廁所衛生紙。

情感
曾像張黏在鞋底的廁所衛生紙
真煩人丟人。

先死死的黏在右腳鞋上。
用左腳把它踩掉
卻又黏在了左腳鞋底——
永無止境的惡性 / 噁心循環。

主子越是想快點不動聲色的快速「處理掉」
它便更奮力的死死扒著宿主性格中的弱點
怎麼都擺脫不了。

薄薄一張沒有太多存在感的紙,
在被別人看到指出後,
剎那間無盡的尷尬
卻超出它本值得擁有的關注和
過於高漲的臉紅心跳。

「心自有它的理由，是理性無法了解的。」

——*Blaise Pascal*

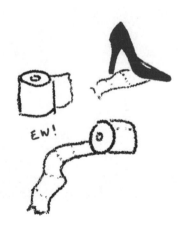

天時地利人和。

我們到底是與彼此相愛

還是與機緣和一連串的偶然相戀？

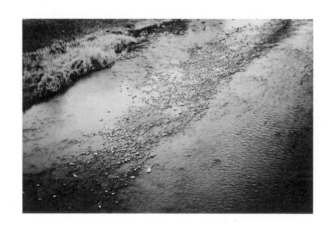

變形金剛。

孩童一眼瞄準了在櫥窗中擺設的秋季新款洋娃娃
　　清澈湛藍的雙眸配上眨巴眨巴的纖細睫毛
　　微微暈紅的臉頰和像是剛偷吃櫻桃的嘟唇
經過幾個月不斷對媽媽的苦苦哀求，終於在聖誕夜牽
手成功帶回家。

去新開的網紅咖啡廳扮家家酒；在遊樂園花四小時排一
個設施，和卡通人偶合照，穿過鬼屋時緊緊地把她拽在
身後；逛夜市、吃小吃、排奶茶店、在玩具店和服飾店
內度過週末的下午；祭典煙花下的深情對視⋯⋯

日子這麼過著過著，漸漸的，娃娃好像沒有以前那麼楚
楚可愛動人了，衣服上的蕾絲隨著多個夜晚的陪伴日漸
破損，潔白無瑕的皮膚沾染了孩子骯髒的手指印。

⋯⋯能逛的商場都快逛完了，近期上映的電影又不同
時符合二人的胃口，話越來越少，口氣越來越不耐煩，
冷漠與爭執相互輪替

正好三個月後，春季的新款的變形金剛上市了
　　可以隨意擺動變形的四肢關節
　　袖口指尖閃爍的激光自帶音效
徹底厭煩的孩子又死纏爛打地向媽媽索要最新型的玩具
「不是才剛買的玩具嗎？怎麼又要買？
家裡已經有一整櫃子沒怎麼碰過的玩具了。」
「但，但是這個我們班上最酷的同學都已經有了，拿
去學校跟大家炫耀呢。
求求你了，這是最後一個！」

三個月後，櫥櫃裡的洋娃娃旁又多了一位變形金剛。

可能，
陪伴與被陪伴的記憶遠重要於那位陪伴者。

論：家庭關係。

再，見。 ——給總有一天必須面臨告別的所愛之人
婚姻。
孩子、父母、虧欠、輸家。
過期的豆漿／誰的錯。

再，見。

——給總有一天必須面臨告別的所愛之人

相識，造物主賜予人類最殘酷的必然……

相愛，日久生情的依賴擔憂茫然宿命……

離別，每個吻別轉身後崩塌而出的淚珠。

捧在手裡的寶不知在什麼分心之 —— 零 —— 點 ——
三 —— 秒 —— 間

從指尖悄 —— 然 —— 滑 —— 落重重摔在僵硬冷酷的水
泥地上

還沒來得及好好道別就

碎成萬 —— 片 —— 遙 —— 遠 —— 空 —— 中 —— 的 ——
星 —— 星

相識，但願來生有緣與你再次初次重逢。

相愛，我們換了地方換了口味，初心卻依然全然依然
真誠。

離別，

　　　啊。

　　　我們又見面了……

婚姻。

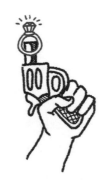

「砰砰」

「啪……啪」

「轟」

「砰砰」

隨著槍鳴聲，跑步開始了

這又是場精彩的賽事。

往右方看，跑道上的選手：

有些人從頭到尾獨自一人悠哉悠哉地跑，絲毫不在意

身邊人詫異的眼光。

    大部分人　　　　　跟隨傳統兩兩湊齊地跑，

    有些雙人組在一開始邁著整齊一致的步伐，

    手勾著手，

       含情脈脈地看著對方快走，

       但在幾公里後步速形成了差距，

往左方看，更激烈的賽事由另一些選手展開：

單身選手在孤獨和缺乏關注的驅使下介入別人的
雙對——雙對中
還有些兩個落單的人重新組隊，硬湊成一隊，
更有些選手玩起了兩人三足
彆扭的腳踝被牢牢地綁在一起，
不情願地向前踏步卻死不分開，
絆腳、不和諧的步調使兩人摔得鼻青臉腫

往前方看，又是一副奇特的景象：
有三個人一組，保持相同的步伐，
勾著——手腕——和平相處
有四人一組，三位懵懂的少女拽著
——年老男性，往灑在跟前的鈔票
吃力地——向前跑
有的國家隊選手年齡相距甚大，讓人不禁為弱小、
別無選擇的女孩子感到心寒

有人根本不移動腳步，反當跑道為時裝秀伸展台，
賣力地展示、炫耀著從頭到

腳亮閃閃的裝備

從手腕上發著金光的名錶、胸口潮牌 logo、

到未開封一塵不染的球鞋

彷彿在向大眾展示外並無任何其他的意義，回家

轉頭翻賣掉下次運動會又是

一身新的套裝

每隻隊伍都以不同的戰略繼續奔跑著；

有些急速快跑，在短時間內以百米衝——刺

——全力以赴——耗盡體力；

有些穩重得令人著急……彷彿最不缺的就是時間

……一步……一步……紮實緩慢踏步……

然而

近期退出比賽的參賽者比例大幅度增加

有些國家隊甚至用金錢和政策來鼓勵年輕人參與比賽

但經營賽程所要花費的金錢及精力讓他們不為所動

但對大部分人來說，

這場比賽還是一場人生必經的體驗：

相互折磨

相愛相恨

一起成長

的長跑。

孩子、父母、虧欠、輸家。

貌似

父母上輩子虧欠了自己的孩子，

這輩子來還債、不斷地付出無條件的愛。

實際

孩子恐怕是交易中的輸家，必將承擔離別時的悲痛。

父母

可一天天看著盼著自己愛的產物

茁壯成長；

孩子

只得一天天看著望著最疼愛自己的人

日漸衰老。

父母

生孩子時

仰望出的是無限未來的可能性；

孩子

在做出沈重的告別後

唯獨擁有的，　　只是

那些　　無法重新擁有　　的

一去不復返的，回憶。

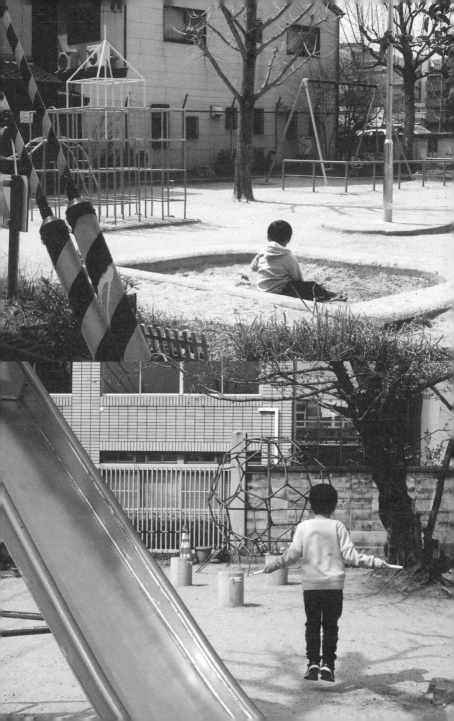

過期的豆漿 / 誰的錯。

過期的豆漿，
到底是豆子、
健忘的人、
還是時間的錯？

路口的車禍，
到底是車子、
無心的人、
還是馬路的錯？

或許是時候
放下那根指責的手指了。

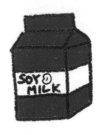

論：暴力。

暴力地。

孝、順與家暴。

暴力地。

我們是什麼時候變得如此暴力？

還是老祖先的求生欲至今延續在我們的血液中？

手工蕾絲刺繡點綴著淡黃色的儒雅桌布

淑女們撩起修剪精緻整齊的鵝蛋型紅指甲

不經意的閃現手指上一圈一圈的貴氣亮光

紳士們入室內摘下帽子為女士拖開餐椅

用高貴的品味與敦厚的酒保相聊甚歡

端莊優雅的客人們舉起

帶血、滴汁的　　　　　刀子　　叉子

將尖銳、一愣一愣的刀鋒攪入血肉模糊的

餐點

漂亮大方的女主人在張開血盆大口時

將自己迪奧 99 號口紅印在肉汁上

紅色與紅色　　混在一起

分不開什麼什麼　　誰是誰

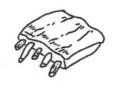

我們暴力地做飯，

將上帝之果剝皮剝得精光，切絲磨泥剁碎分塊

我們暴力地吃飯，

握著手機戴著耳機，目不轉睛地一勺一勺，強制性灌食

口中的飯粒在通話中像爆米花製造機噴湧而出

我們暴力地運動，

每日在擁擠悶臭的健身工廠，機械式地撕扯著渾身上下的肌肉

通過對於心頭脂肪之恐懼和痛苦達成持續堅持乏味的早晚日常

我們暴力地工作，

埋頭苦幹萬分不樂意的差事，內心憋下對無知上層和狡詐同事的怒火與委屈

上半輩子用身體換錢，下半輩子用錢換身體

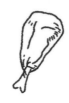

我們暴力地舒壓，

酒精和無淵的胃彷彿是天湊一對，能抽能吸的都夾雜在一起用上了

KTV永遠就歇斯底里地吼那麼幾首老歌，用關係預約到夜店包廂

我們暴力地娛樂，

從中世紀到異世界，免去服役指責的一輩在螢幕前各個場內殺出一條血路

一邊在手機上觀看每日更新的直播，一邊在平板上用超出的額度又下了一筆單

我們暴力地去愛，暴力地被愛

從小看著媽媽被那個叫做父親的人打，聽著自己被罵，以為這就是愛

換了一任又一任的伴侶，唯一不變的是眼下手上胸口的紫綠色瘀塊

我們暴力地去愛，暴力地被愛，卻仁慈地去恨。

我們如此暴力地對待自己，
又有誰會來呵護我們呢？

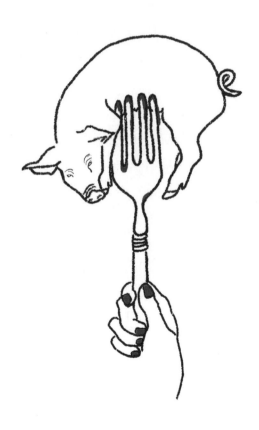

孝、順與家暴。

三字經：首孝悌，次見聞。

子曰：事父母幾諫，見志不從，又敬不違，勞而不怨。

舜以大孝子的名聲宏揚天下，

但誰又在他被多次計畫謀殺時幫助、在乎他呢？

如果沒有自救成功，是否代表孝順不敬業的父母比自

己的生命還重要？

既然他的父親繼母那麼想他死，為什麼他不離開？

這樣大家的生活不都會好些嗎？

為什麼要這麼強守著這種扭曲的家庭關係？強守著

「孝」呢？

難道我們沒有權利逃嗎？

身為籠中雞，幼時自箱子中破　殼，

從小靠著鐵絲之　間的空氣與養分

破　損地長大成禿頂的雞胸肉

身上有一塊　沒一塊的毛髮與

破損不堪、血流不止的雞爪

身陷了數月未清掃的糞便

我們還得在啄食每一粒米之前向圈養者磕頭屈膝
毫無尊嚴毫無臉面地保持溫　　良　恭　儉　讓
在接受每一趟拳打腳踢毒舌彈雨
都得含感動的淚水由衷地感謝施暴者
給予的「教育」
　　給予的「反省機會」
　　　　給予的「棍棒疼愛」
　　　　　　給予的「濃濃親情」？

心裡沉甸甸的擔心，自悔著自身的過錯
連累──害慈悲的拳頭節骨眼兒、來回巴掌
弄疼了　　　慈悲的　　　飼養者

論：社交。

派對恐懼症。

能力與職責。

派對恐懼症。

心、慌、亂、空
惶、恐、不、安
派對上酒精、煙霧、重電音
浮、飄、淫、亂
胃被果汁酒精灌得更加無邊無底
眼被煙霧繚繞薰得更加混濁不堪
耳膜被強而有力的重複拍子打得
更加迷茫，蓋住自己內心的聲音

總靠去上廁所的藉口讓自己喘口
氣──看著鏡中
昏暗燈光下陌生又熟悉的黑眼圈
極度的恐慌令人飢餓又令人作嘔⋯⋯
你到底在哪裡在做什麼為什麼又
一個週五晚上這樣重複性地折磨
自己欺騙自己這週末會不一樣？

在電光四射的場所總是想著溫暖

乾淨柔軟的被窩、毛襪、和追劇。

但在被窩中被溫暖所擁簇之時，

又掉入無盡恐懼的深淵，害怕

自己錯失了什麼好玩的派對。

「孤單是一個人的狂歡，狂歡是一群人的孤單。」

——泰戈爾

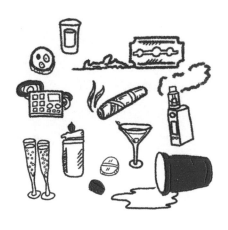

能力與職責。

社交是一種能力，但非一個任務
可惜的是，
當今社會將與人交際的能力和
社會地位、成功標準畫上等號
又將能力與自身職責、未來道路
畫上第二個等號

我們擅長做的不一定是真心喜歡做的：
多少人糊里糊塗過了一輩子，沒發現
湊合做著不喜愛的事情、工作
機械經營著無感的家庭、職業

去聽聽自己的心吧。它渴望什麼？
用活著讓自己繼續工作
還是用工作讓自己真正活著？

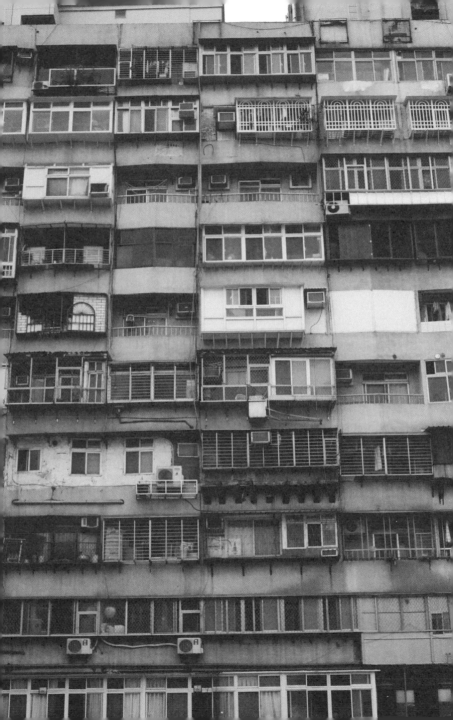

人・
與
己・

論：孤獨。

孤獨的塔。——*獻給爸爸*

你走了。

晨安刷牙。

孤獨的塔。
——獻給爸爸

前後左右

東南西北

礁岩上的浪

不斷拍打著嗆到海水的岩石

腐灼得不成樣子

美得像一座抽象派雕塑

暴雨、燈塔、巨石、狂浪

指引、接待、避風、港灣

一輪一輪

一掃一掃

一艘一艘

孤獨的塔

承受、承擔、寄託了

太多不屬於他的因果

在朝四方照射萬丈強光時

心中最亮的一盞卻佈滿遺忘的蜘蛛網

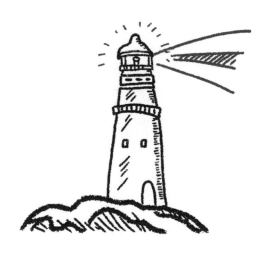

你走了。

你在
毫無激情的日子與日子間
慢慢將一盞床頭燈、
　　一把斷臂藤椅、
　　一套褪色小說集
搬入你的新房，我的心房

我在
徹夜難眠的月牙與月牙間
緩緩將一面斑霉鏡子，
　　一副厚重眼鏡，
　　一條碎花古著裙
壓進你的箱子，似曾相識

又過了
日子與月牙

你離開的日子到了

那床頭燈、

　　斷臂藤椅、

　　　　褪色小說集

與你

　　　　走了

這些填充物從我心中被撕扯走

卻還帶有根根血絲牽連著不捨

每當每年九月第一次秋風撩過

　　它總穿過你留下的那個洞

　　那個我還沒來得及補的洞

心裡空空

涼涼的

晨安刷牙。

早安。

新的一天

新的舊面孔

在刷牙抬頭間

那個貌似在某個

遺忘的夢中見過一

次的面孔向回首望著

你我你是我我是你你卻

看上去那麼的陌生又熟悉

眼睛鼻子嘴巴都在同一位置又

放大縮小向右左下方伸展移動迴

旋連唇色睫毛長短眼皮腫脹度

耳垂因房內溫度而渲染出的

紅色都稍稍不大一樣了點

我你我是你你是我我卻

認出這面熟的臉但叫

不出全名記不起來

在什麼場合相識

的這個人他竟

跟我一樣在

刷牙看鏡

子妳好

早安。

新的一天

新的面孔

論：恐懼。

單純的勇氣。
失去。
未形成的胎兒。
毛毛蟲。
引力。
找不到原因的焦慮。
平庸。

單純的勇氣。

從小就不怕其他孩子怕的東西。

那些藏在黑暗裡的閃爍小眼睛，
反倒靠著我默念床頭故事
伴我安穩入眠
那些牙醫間的電鑽蟒蛇在嘴裡滋滋作響時，
我樂呵呵地觀看著家裡沒有的
爆笑卡通頻道
那些潛伏在泳池的深海怪獸，跟我在水中比憋
氣翻跟頭，與我共度了
每個放學後的枯燥練習

小時候的我，曾是那麼的勇敢。
面對未知時，跟他交了朋友。
用單純的勇氣去征服
伸手不見五指的漆黑與放蕩不羈的海洋——
將我*溫柔地吞沒*、包裹保護起來

　　靜靜地擺動著、

守護著我，

　　進入充滿恐懼的

　　　成人世界。

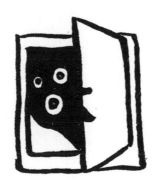

失去。

有了	就會	沒有
開		枯落
漲		迫降
發		崩墜
生		怕死

在還未擁有前，
就已經害怕失

去

未形成的胎兒。

我，
年少輕狂的*第十九個秋天*
如此可笑！
已經開始畏懼
　　那不存在的孩子
　　　　那遙不可及未來的孩子
　　　　　　那位還未受孕的孩子
擔心自己那顆母心
　　沒必要地擔心，過度牽掛

溫柔的**擁抱**自己心裡，**軀**殼裡那個
　　未被保護好
　　遍體鱗傷卻強忍著淚水的孩子
跟她說：
　　沒關係**可以哭的**，不用再體貼地微笑了

毛毛蟲。

啊！黏黏軟軟渾身長毛的黑綠色多眼毛・毛・蟲！

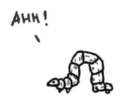

AHH!

引力。

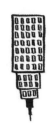

恐懼似地心引力，

爬得越　　　高

　　囤積越多往下拉的能量

　　背負更重的失誤承擔

　　摔下去

　　　　粉身碎骨得　越　徹底

嬰兒時期的我們

　　四肢穩當當的拖拉在地板上

　　分毫沒有一絲畏懼

　　一膝蓋一巴掌的打在恐懼之上

孩童時期的我們

　　兩條小短腿不太穩當

　　蹣跚學步搖搖欲墜

　　摔倒的疼痛也因為距離小一下就消失了

　　面對引力而受的傷——恐懼——

　　　　我們也是如此坦然地嚎啕大哭

　　　　　　讓它一下子就被釋放、驅逐至體外

現在的我們

　　抬頭仰望著高樓、頂層辦公室的「成功人士」

　　殊不知他們所需要承擔

　　從高樓墜落的風險並壓垮身下

　　　所有迷茫的小員工

恐懼似引力，

　　越怕，它就來得越多越快越猛烈。

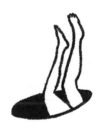

找不到原因的焦慮。

整日整夜渾渾噩噩
胸口發不出來的悶

活在噩夢內無明確的恐懼對象
無令人恐懼的線索
卻時時有種不安感
現實是場醒不過來的惡夢
彷彿乘坐的電梯下
一秒即將墜落深淵
彷彿乘坐的汽車下
一秒就失去了司機
不受控制橫衝直撞
彷彿身旁的愛人下
一秒就頭破血流鮮
血淋漓留我一人
獨自一人
在原地
凍僵式的焦慮

平庸。

不知道更害怕孤身一　　　　　人
還是
更害怕平庸地　　　　　　　抱
　　　　　　暖。　　團
　　　　　　　　取

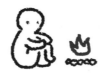

論：自愛。

甩開鏡子。

崩盤診斷書。

尊貴。

相互分享。

甩開鏡子。

如何培養自己與自己的關係？
如何在看見鏡子時看到不是
粗糙的皮膚痘痘痘疤鬆弛的
贅肉不平均的臉頰一隻大一
隻小的眼睛浮腫的眼皮不夠
挺扁塌的鼻樑寬厚的鼻翼微
微凸起的兩顆兔子門牙凌亂
的兩顆下排牙齒暗黃臘黃的
肌膚肥碩的大象腿下腹部一
輪一輪的游泳圈自然下垂的
嘴角過發達的咬合肌方下巴
讓本就不大的眼睛看上去更　　　　小了

那讓我們把視線從鏡子上　　　移開
讓小眼睛完完全全被擠壓消
失藏匿於燦爛露齒笑容之中
讓兩顆門牙像復活節的兔子
蹦蹦跳跳地與孩子們打招呼

讓身上每一寸可愛的小肉肉

與夏日晚上燈火通明的音樂　　　　　共舞

讓壯碩的肌肉協助美食的進

行曲在各國料理辛辣風味中　　　　　狂歡

讓圓潤的鼻頭觸碰路邊新鮮

的野薑花將生命的氣息灌入　　　　　心房

真正、好好的看一看自己

　　美麗動人的自己。

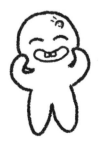
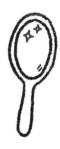

崩盤診斷書。

(一)第一徵兆——失控

身體：無力、肌肉灌鉛似的、失眠又無時無刻犯睏

精神：出現幻覺、看見異物、聽見不存在的對話、皮
　　　膚下有小蟲在爬行

心情：消極、憂鬱、焦慮、暴躁、突如其來毫無根據
　　　的對旁人發火、心煩意亂

書寫：閱讀困難，同一行字反反覆覆看依然一個字都
　　　讀不進去

表達：講話疙疙瘩瘩，混亂的詞彙用語讓聽眾摸不著
　　　頭腦

(二)對應辦法：

1. 是用更多的藥物及自我壓力來強行提高急速下降的
　 工作效率

2. 或是反思，觀察自己如何一步一步走向身體最終最
　 激烈的求救

身體的防禦保護機制=〉
是否年復一年被主體壓制著內心多次求救的吶喊？

努力欺騙著自己認為走在對的、前往成功生活的道路上，但實際上做著自己不喜歡的工作，為令人心煩的上司賣命加班，

纏繞在一段劇毒的感情中，相互傷害及被傷害，但又因為「習慣」和「舒適圈」的力量無法斷開這些糾纏，走不出去情感的迷宮？

是否意識到自己在進行一場「老鼠賽跑[5]」，以一個在前線的小士兵參與永無止境的激烈戰爭，沒有贏家，沒有敵人，沒有獎品，

最終所追求的榮耀只是這個虛構出來「要贏」的概念本身

(三) 供參考方子

1. 是通過扼殺自己，謀殺自己的生命來——不解決任何事情，傷害同盟的身體

2. 或是聽聽內心的呼救，改變環境改變生活從而改變自己的狀態

5.　rat race，老鼠賽跑。意指現代社會人們為了權利和金錢，永無休止的競爭。

尊貴。

雙手合十
誠心低頭
"namaste[6]"
用古印度最真誠的問候方式
「向內在的神性致敬」

遠眺雅典娜
落於半山腰宏偉的大理石寶殿
"gnosis[7]"
用古希臘智慧女神的祝福
回首「人類的卓越與自性光明」

輕觸「瑪旁雍錯[8]」
讓水中的波紋反應
「尊貴的出生及那榮耀的源頭[9]」
用古西藏喇嘛的諄諄教誨
「踏實（靈魂）本源」
用覺察的尊敬，面對自身與生俱來的尊貴性。

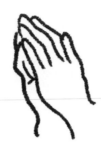

6. 合十禮，namaste 音譯又作那摩斯戴、南無斯特，是印度人常用的問候語，梵語原義為「向你鞠躬致意」。在向別人說這問候語時，通常還會將雙手合攏置於胸前，並微微點頭。這一動作被稱為合十手印（Añjali Mudrā 或 Pranamasana）。在不說話時也可以做此動作，表示相同的含義。瑜珈的 Namaste 手勢，表示相信在每個人心中都有聖潔光輝，是心靈的相互認同。

7. Gnosis 是「知識」或「智慧」之意，來自希臘文（γνῶσις, gnōsis）。

8. 意為「不敗之碧湖」，是世上海拔最高的淡水湖（4,556 米），位於中國西藏普蘭縣境內，屬國家級自然保護區，已列入《世界遺產預備名單》。

9. 出自於《西藏生死書》

相互分享。

孩子，
請分給我一點你
過於充足的能量
一些不為什麼的單純
和隨時隨地起舞的心情

我願意，
分給你一點
長智慧的創傷
一些讓皮變粗壯的惡言惡語
和聆聽他人感同身受的心境

論：死亡。

亡。

重生。

亡。

凋零的花
被連根拔起。

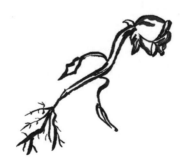

重生。

當我再見到他
熟悉的笑容
習慣的擁抱

莞爾一笑
打招呼
又見面啦我的老朋友
──死
亡

自
然
與
人

論：大自然。

人類的大樹。

《清靜經》。

本與人。

解脫。

晴天。

楓葉。

風聲與秘密。

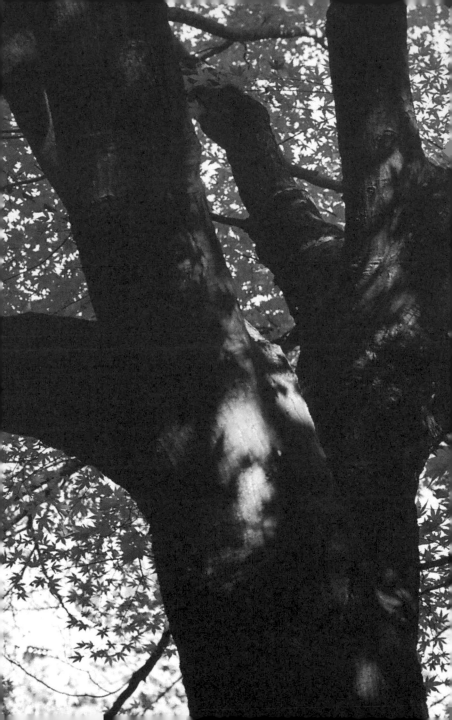

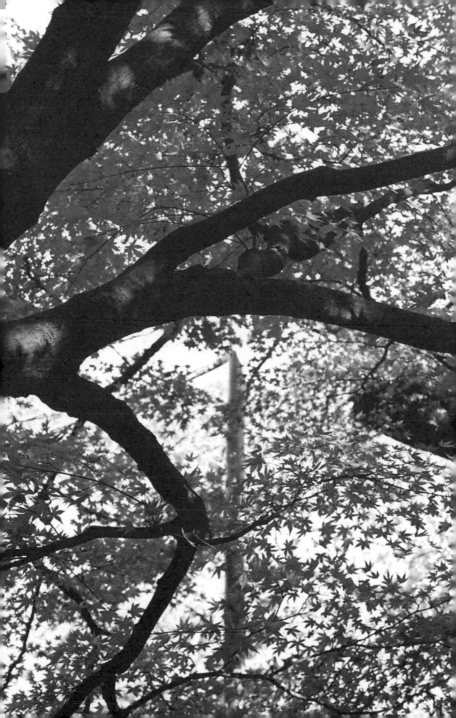

人類的大樹。

我們
都是
長在
地球這棵參天大樹
上的
片片薄葉

貪婪的吮吸著根部所聚集的養分
　　那些由前人的結晶和回憶所堆積成的文化歷史
在星辰遼照的暗黑中，斯文地吸收人們白天所排放出
的繁忙
閱讀他人的紋路，夢見陌生國度的森林
在白晝與平鋪的雲朵間，細細吐出氧氣
　　敘說一個又一個古老的傳說，創建出新的文字
春風驅走了嚴冬，盛夏嚇走了春花，
　　秋風吹撒了夏夜，冰雪覆蓋了枯萎
我們也隨著一季一季，一年一年，一代一代，一世一世，
　　從嫩芽，到含苞欲放，到盛開，到結果，

到枯落，到歇息，到重生
春夏秋冬，生老病死
　每片獨立的葉子，卻在微風吹過的沙沙間
　　相互摩擦，細聲細語地相互依偎

古樹的中樞記錄著全宇宙從古至今的奧秘
　社會化大腦在鏡像神經元內透過大樹
　　枝繁葉茂的軀幹傳遞著共同
　　　共通的語言
分享著全人類的悲歡離合
　共享這份苦痛，共享這份幸福
　　共享這片星空，共享，

這顆大樹

《清靜經》。

大道無形，生育天地；
大道無情，運行日月；
大道無名，長養萬物；
吾不知其名，強名曰道。

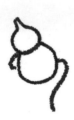

道 = 大自然 = 無名 = 無形 = 無情
　　 = 無分別心 = 正軌 = 宇宙運行
　　 = 地球 = 月球 = 太陽 = 銀河系
　　 = 有 = 無 = 有無 = 無有 = 無無
　　 = 大　　　　自然

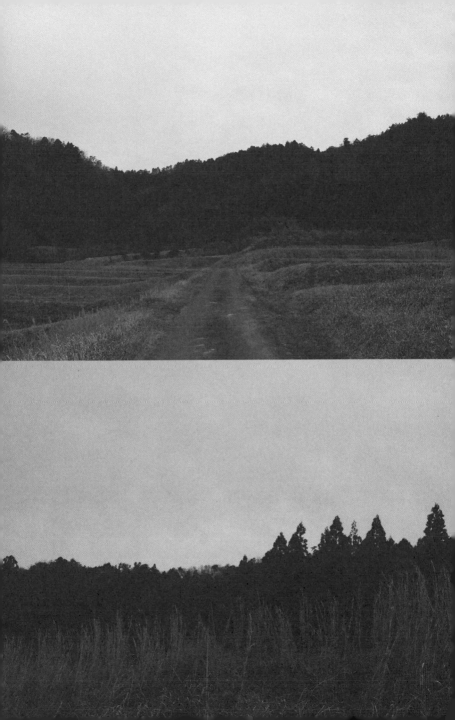

本與人。

食物本完全　完整飽滿
人卻好殺好香好精米麵

雨水本沐浴　頭頂身心
人卻造房造傘造躲雨緣

黑夜本安詳　寧靜夢鄉
人卻閃燈閃光閃亮皮鞋

人心本本心　全然喜樂
人卻鬱躁鬱煩鬱好匆忙

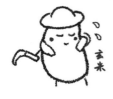

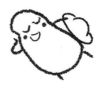

解脫。

將

壓在胸口的紙鎮

綁上

氫氣球

隨風而　　　　去

讓

心跳的章節

隨風

飄

　　　　　　　散

用

濕潤的林中青苔

溫柔地包裹住赤裸的腳趾

恭敬桑梓

用

神聖的雙手輕捧巨葉

必恭必敬地折疊枝蔓

小心翼翼　　飲

上帝留在時間的隔夜淚珠

——晨露

走

在世界的末端

平衡於地平線之上

——依然赤足——

滾燙的砂石與豔紅的日出

——耀陽似火——

與日落融為一體

我赤身裸體

披雲見日

與金鑼騰空的太陽

在暗黑中觀到白晝

與日月星辰　　萬道金光

合　　二　　　　為一

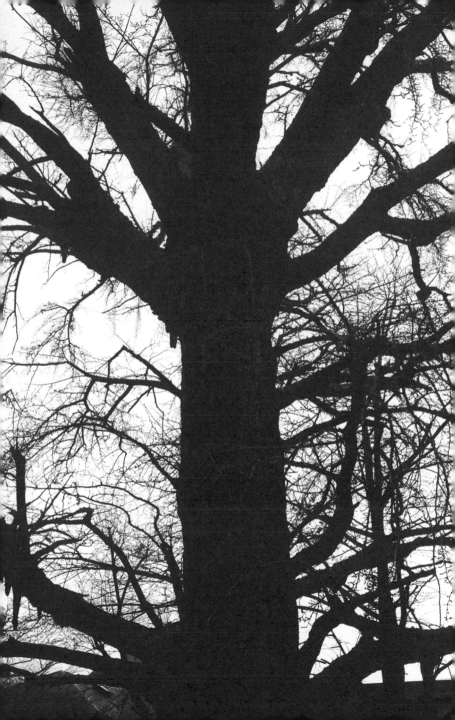

晴天。

吸
山裏空氣缺乏熟悉的顆粒感
像不含碎花生的滑順花生醬
呼

吸
湛藍天空被工整地貼到宇宙的布幕上
再像妝點聖誕樹那樣
小心翼翼地懸掛上幾朵蓬鬆白雲
呼

吸
夕陽抽取走乾枯樹枝的顏色
透過斜光照耀出使道路龜裂的陰影
呼

吸
呼

楓葉。

楓樹在離別溫柔的夏姐姐時
哭紅了眼睛
它怕極了嚴厲的冬爺爺
嚇得淚珠──楓葉，唰唰地流下來
隨風飄散

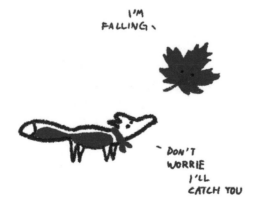

風聲與秘密。

風聲，沙塵費盡全力的吶喊
雲朵，大海的起始點與終點
花語，告辭嚴冬的春日喇叭
秘密，還未公佈於世的諾言

論：悠活。

化妝。
日常。
掃除道。
清晨漫步。
度日子。過口子。
起床了。
不想。
每根睫毛落一道彩虹。
天上的海。
床是黑洞。

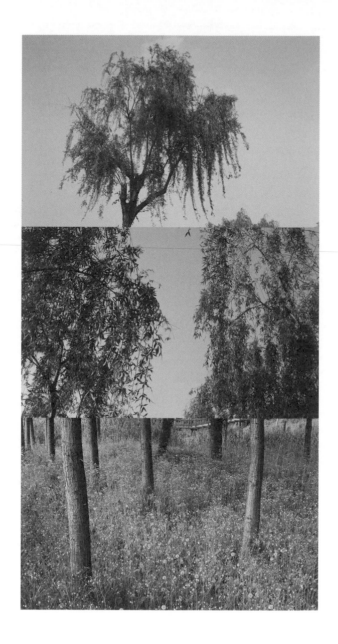

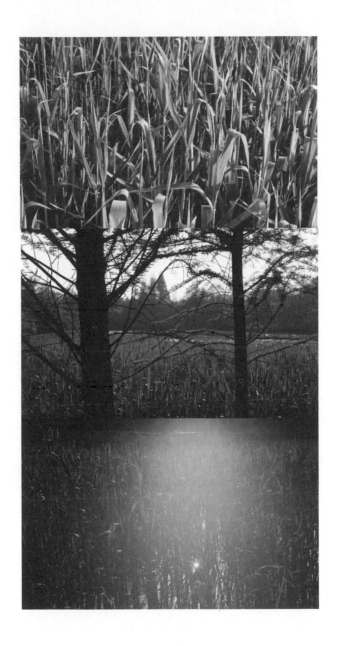

化妝。

清晨，她跪坐在鏡子面前，
將陽光畫在臉上。

日常。

樂活

生活

好自在

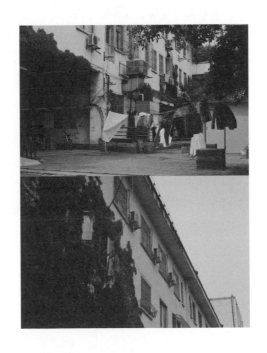

掃除道。

用掃帚與畚箕的會面
用海綿與碗盤的愛撫
用抹布與玻璃的道安
過濾屋外的一切煩心事。

用平凡日子中平凡的清掃
用專心一致的真摯態度來
加入這場動態的修行吧！

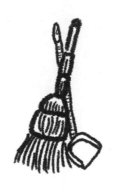

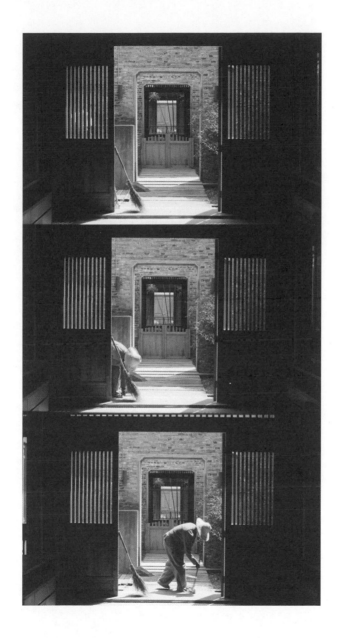

清晨漫步。

隔夜深夜裡的狂風，吹乾了
花草樹木葉子濕潤的髮梢

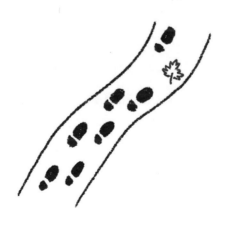

度日子。過日子。

忘記了
忘記了生命是應當
被體驗
被欣賞
被愛戴
被關注

活成了
活成了為了完成任務
而設立任務的人生
設任務
設規章
設假設
設如果

這是度日子，
不是過日子。

父母用戒尺，狠下心來嚴厲地鞭策著規矩
我們用量尺，小心翼翼地將規劃制為刻度。
（你）可不可恥？人生這麼多精密的算計，
　　忘記放下手中無窮的數字計算
　　記得抬頭數數漂浮半空的雲朵

總是在度日子，
沒有在過日子。

一二三
四、五、六

雲沒有大小之分
而且許多都連在一起
隨著風，為那一個個抬頭的眼睛
變出無盡可能性意想不到的形狀

別再度日子了，
好好過日子吧。

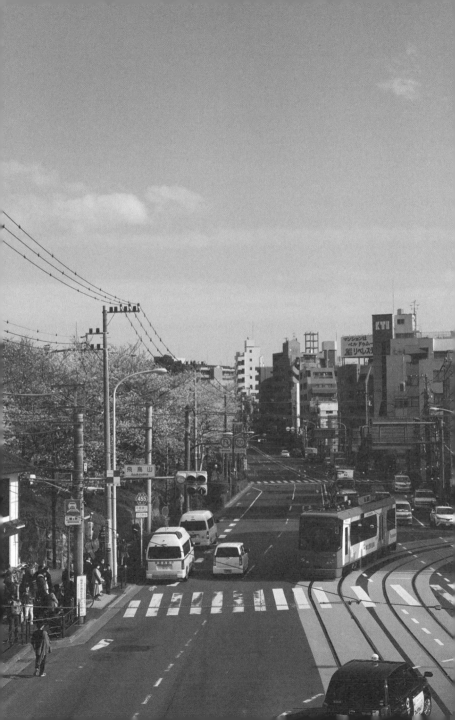

起床了。

她
被香氣碰碰的柔軟鬆餅味給吵醒
被太陽探出一點頭的味道給勾引
起床了。

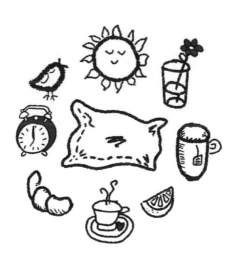

不想。

不想待在家裡
但
也不想出門

不想站起來
但
屁股也被坐開了花

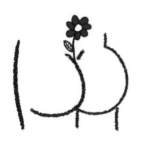

每根睫毛落一道彩虹。

在柏油路與空氣之間的夾層內
置身另一個空間
一切皆是投影
夢幻泡影

車子

雨水

淚水

笑容

從身體裡穿過

每

根

睫　　　道彩

毛　　一　　　　虹

落

天上的海。

雲是天上的海。

文字是田中的糧食。

床是黑洞。

出門穿了鞋忘了穿上腦子；
床是黑洞
在冬日早晨被無限放大引力；
我是塊吸飽的海面，
無力再去承載更多的感情。

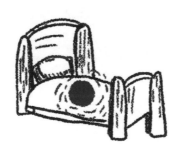

論：環保。

被拋在腦後的燙手山芋。

為了環保。

地心說。

健忘。

古人與我。

過度飽和的生活（「滅」「死」）。

被拋在腦後的燙手山芋。

宗族戰爭，國際會議，關稅政策
這些明天就要當機立斷面對的問題

冰山融化，雨林砍伐，地球暖化
這些無時無刻不在發生的緩慢進程

這塊燙手山芋被當作各國之間的
沙灘排球，輕鬆地
你拋給我，我拋給你
誰都不留在手上，直瞪瞪地面對

我們都有拖延病
只要不是明天要交的功課
我們都會留到後天去想——那就是不想
直到要交的前一晚——災難實際顯現在面前
我們才去正視它——可惜
真正來臨之時——已經
太遲了

為了環保。

為了環保

即使家裡已經有十幾個

為了環保

她又買了一隻新的環保袋

為了環保

咖啡廳裡雖然還使用

一次性的紙杯塑膠杯

為了環保

把塑膠吸管換成使用

更多能源生產的紙質吸管

為了環保

在海灘上進行完

兩小時的淨灘後

為了環保

志工們心滿意足地

食用起新鮮打撈起的生鮮

為了環保

我們人類真的好棒·

為環保付出了這麼多

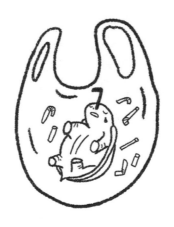

地心說。

什麼時候才能以地球為中心
而不是自我為中心？

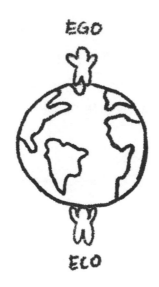

健忘。

記得隨手關燈
卻忘了
我們在飼養三種食用性動物時
將地球表面三分之一的土地
用飼料和養殖場覆蓋
摧毀了上百萬個其他生物

記得使用大眾交通
卻忘了交通廢氣只佔
全球 13% 的溫室氣體
畜牧業反當佔了超過一半

記得淘米水澆花
卻忘了嘴裡一公斤的牛肉
使用了 1000 升的水
嘴裡食用一個漢堡
使用的水能夠洗兩個月的澡

大家都是如此的健忘

我們忘了環保不是為了救地球

地球再怎麼被毀壞被傷害

生病幾萬年總會康復的

我們忘了環保為的是救我們自己

救人類在微小星球上短暫且脆弱的存在

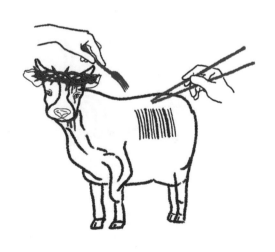

古人與我。

古人對著竹林、山林、山水瀑布飲酒作詩
歌頌自然之偉大、自然之澎湃、自然之美麗

我對著污染的河川、霧霾的灰濛天空嘆氣
歌頌人類之自私、人類之破壞、人類之貪婪

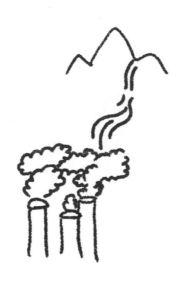

過度飽和的生活（「滅」「死」）。

我們從哪裡開始覺得……不夠……？

新一季的網紅新一年的潮流，衣服不夠穿？

已經上了五盤的火鍋料還是不夠吃？

    眼睛看了

        心就動了，

            手就去拿了

                筷子就去夾了

成堆的廚餘、成堆的包裹

成堆的過時、成堆的新流

    過　度　飽　和　之　生　活

奈何是生活還不如叫「滅」活

消滅資源消滅小小的美滿　的　「滅」「死」。

抽象概念

論：時間三部曲

——過去。現在。未來。當下。

過去，。
，未來。
，當下，
現在。

過去，。

一張一張的定格。

1/100000000000000000000000⋯⋯的剎那。

我們像電腦模擬場景中的蠱，在肉眼無法察覺到的每一個「瞬間」內

脫殼，脫殼脫殼。

地球、我們，自身旋轉。

地球、我們，繞著太陽運轉。

水星、金星、地球、火星、木星、土星、天王星、海王星、我們，

也並非平面的繞著太陽、規律而重複的運轉。

整個切面在宇宙內被其他的引力所牽動，

拉扯著我們——前進、向永恆的未知滑翔。

即使在原地坐著、站著、躺著。

每一格的我們，上一格的我們

早已經被遺忘在另一個空間、另一個時間

另一個時空。

在宇宙滑行的黑暗中留下一道長長的軌跡，
一道不復返的印記。

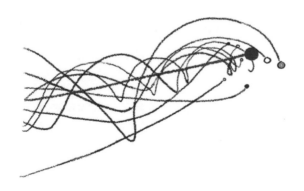

，未來。

未來。

未──來

還未來的一切。

未來不是黑色的

但未來是黑暗的，沒有一絲光線的照耀。

是個伸手不見五指的洞穴，

不知道裡面有多少條道路，有沒有出口。

走路、爬行之時，

不知道會撞到幾次頭，碰巧沾到幾次奶油蛋糕上的糖霜。

沒有規律性，無法用數學統計去計算其中事件發生的

可能性──

黑天鵝效應 [10] 在暗黑之中一次又一次的**笑破頭**。

它壓在你胸口，讓你焦慮著急地喘不過氣。

在寂靜的長廊中跟隨在你身後，皮鞋跟伴著一輪一輪

的回音發出清脆的啪嗒啪嗒聲，

卻在你轉頭時消失得無影無蹤。

它跟隨著你興奮的心臟噗通噗通跳呀蹦呀，印染粉嫩的臉頰，升起內心的一股熱氣，灌滿肺部對未來夢想的期許。

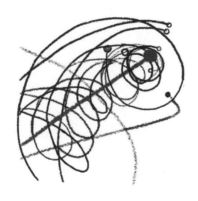

10. 黑天鵝效應(Black swan theory)隱喻那些預期之外、極為罕見的意外事件，發生前沒有任何前例可以證明，但一旦發生，就會產生極端的影響。

，當下，

沒有記憶 sim 卡的人。

打開相機，可以在螢幕上看到當下的畫面，卻

沒有記住往事的能力，也不能考慮、記錄未來。

比記憶三秒的金魚還要輕鬆。

他不知道痛是什麼、苦是什麼。

成就感是什麼、自尊自卑是什麼。

過去的童年創傷、對懵懂未來的焦慮和不安，

一一　　不存在。

他就是他。

無法用過去的成就定位此刻的自己，

無法用過去受傷的經歷解釋現在個性扭曲、沒有安全

感的自己，

無法對未來不定性做出相對應的措施、施展相對應的

情緒，

無法對眼前那片黑乎乎的洞穴進行判斷。

「啊！」

他的手指被門縫夾到了。

「痛。」

他這麼想著。

但他在這種「痛」轉化為「苦」之前

就忘記了這種感覺，

也不對再次發生的可能產生恐懼。

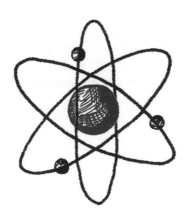

現在。

這、真的是
你唯一、此刻、所擁有的
東西。

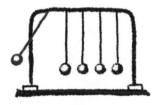

論：禪。

日常。——*觀賞與體驗*

物、悟。

枯山水。——*於洛北大德寺・龍源院的觀察錄*

日常。

——觀賞與體驗

日常，一種不被掛在美術館牆上的藝術。

像一副貼合雙眸的隱形眼鏡

透過「禪」的視角——觀賞

放大生活中點點滴滴的美感——

　　　欲放的花苞迸發的瞬間

　　　　　離別前一次再一次的轉身回眸

　　　　　　　仲夏午後雷陣暴雨打擊親吻燥熱水泥地的

「叮咚」、「啪嗒」聲

像一雙歷盡滄桑的粗糙花園手套

透過「禪」的舞姿——體驗

概括生活中點點滴滴的舉手投足——

　　　擺動指尖間的溫柔動作

　　　　　跨出每一個穩固踏實的步伐

　　　　　　　將滾燙開水注入預熱茶杯的瞬間

「滴」、「滴答」

禪、藝術、觀賞和動手實驗、生活方式、
　　自我解讀的詩句

禪師喝水、睡覺、吃飯、掃地
　　儼然一位揮灑大筆和無盡斑斕色彩的藝術家

物、悟。

何謂生──物？
活命的物，有生命生活跡象的物
靠著某種養分某種外在支撐的物

何謂動──物？
行動的物，隨風隨節拍舞動的物
靠著某種自我意識行走移動的物

何謂怪──物？
恐懼的物，於暗黑與黑暗間的物
存在於種種強烈畏懼與夜中的物

何謂人──物？
個性的物，互糾纏相愛傷害的物
靠著彼此與自己的瓜葛度日的物

何謂**悟**？
覺察的悟，共同共振共通享的悟
靠著同理心與靈性自我成長的悟

何謂**無**？

觀後的悟，觀照後連結慈悲的無

什麼都不靠著。

枯山水。

一。宇宙的奧秘。

石片撞擊地面

與地表地心產生震動

化為如水面般

一圈套一圈的

整齊斑斕

波光粼粼。

橫向的條紋像背幕的夜中的雲層

給予畫面一絲鎮定的平和感。

灰藍得缺乏層次

又或許是層次太深而無法用肉眼在地球上洞察。

梵高的星空

被石子映刻於大地。

漩渦、紊流、湍流。

光影

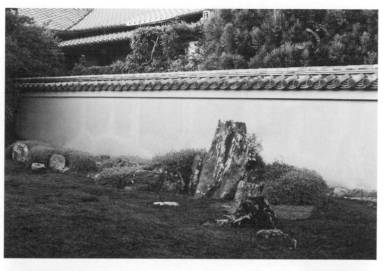

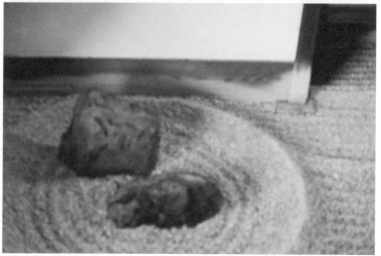

動靜

生死

這些極端、黑白

沒有在其中達到平衡

沒有尋找到「中間」的一個「度」

而是

　　　　　共存、並存於此

此刻剎那。

•

像抬頭看著星空般

越看，正在眨巴的星星

越多

光　　　　　　　　　　　*影*

每分每秒每個時辰每個時間單位。

都走了。

都在雕塑此刻、下一個、上一刻。
在不同角度、射出不一樣的光、
在不同極微、映出不一樣的影。

動　　　　　　　　靜

老舊、剝落的牆面
微微脫皮
鑽出稀疏的螞蟻；
在陽光下半透明的橘黃色爬蟲
趁著
石子與石子堆之間的空隙
跳躍；
晾在半空中
盤旋　的微小飛蟲
成金光
隨風波瀾的擺動上下移動著。

生　　　　　　　　死

活物。死物。

未死卻從無真正存亡的石子、
短暫透明的小生命。

•

此刻即剎那。
剎那即永恆。

二。置身天堂景觀。

廣、寬、邁
層層雲霧繚繞的山脈
在這兒，只留出了尖。

一片的極樂土地
淨土
踏實、又充滿令人眼撩的
陌生圖騰，
像遠潭的海浪般，
滾滾而來。遠遠的、不具攻擊性

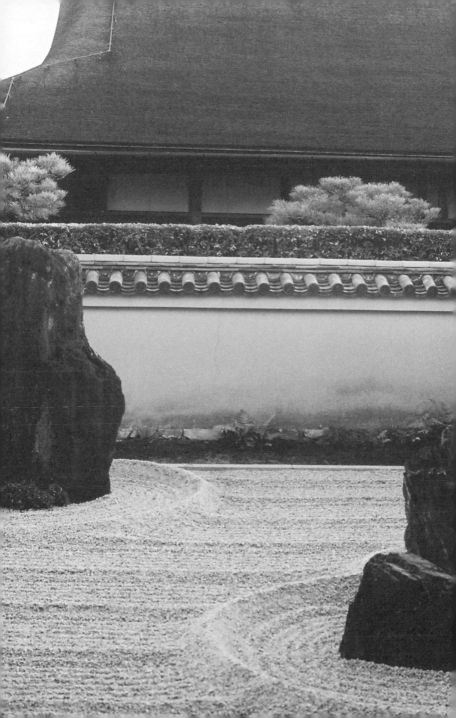

三。人間風水。

上天的後花園。
枝葉錦簇、厚實、綠意盎然的
灌木苞層層堆疊為山林，
石板塊為斷崖的插曲、
平衡著生與死。
遍地的苔狀藤蔓爬行於大地，
持續著山林的樹林。
一棵一棵、參天大樹的微小復刻。

四。從上往下看。

從天堂遠觀人間。
全日本最小的枯山水。
一滴水、
一條溪、河、江、
海。

論：時間與空間。

引力與有限。

不一不二。

引力與有限。

人的焦慮來自二處：

1. 如何有意義地花費有限的時間

2. 我們限時的生命在宇宙永恆的長河中是否存在任何
   意義

這首先就定義了「時間」的存在與它的存在形式。

　　時間

　　　　一種線性、二次元的存在形式，

　　　　能把它截段分解成等量的單元，

　　生命

　　　　從 a 點到 b 點

　　　　只是一個有始有終的線段式，擁有明確的起
　　　　點與終點，

　　　　是個有限的資源；

　　　　在肉眼層次與心理作用產生結合，時間產生
　　　　明顯的單一方向性；

　　　　在 a, b 線段上的任何一點 c，都是可以實際
　　　　定點的一個事件

但可能，

　　時間並非平面而是立體的，擁有更高層次的維度。

　　每一個定點 c，從不同的角度去觀賞、回顧，總
感覺被分配到不等量的比重。

　　每一段回憶保持不一樣的份量，

　　最痛苦和最幸福的經歷在視覺上被拉

　　伸，毫無記憶點的常務值日被壓縮成一個模

　　糊的小點。

引力

　　把句子拉伸成章節

　　讓時間「慢」下來

　　給予被拴在地球上的我們體驗生命的機會

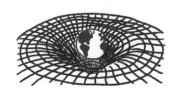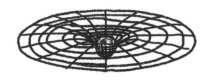

不一不二。

時間的定位建立在相對應的空間，

    在做某件事情、看見某件事物、都必然在某個空
    間中進行

每個空間所存在的狀態也都建立在那段時間的根基之上。

    這棟房子：1968 年的大門與 2001 的大門是——
    又不是——同一扇大門

      ——變數在於時間段上的變動

當人把時間與空間這兩位孿生雙胞胎切分為二

痛苦與悔恨根源的巨石也以此被剖開

    後悔當初沒有在這個時間去另外一個地方做另一
    件事情

    後悔沒有早點發現、利用、以及欣賞這個地方、
    這片景

論：雙向軸。

黑白分明。
正常。
相反日。
極端。

黑白分明。

我
在光天化日下臉紅耳赤
在黑暗月光下手舞足蹈

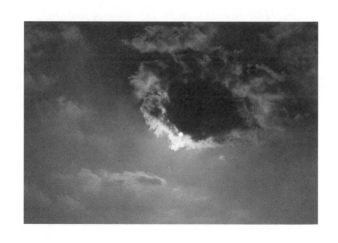

正常。

正常，一片介於白天與黑夜之
間的界限：灰色地帶
一片區隔，
傍晚算是白晝還是夜晚？
我們都是在這個慢慢過度區。

「追求正常」永屬於動態
永無滿足達成的狀態
時時刻刻將自己與外在的
糖鹽醋比例密度對照吻合
添油加醋、毫無意義地自欺欺人

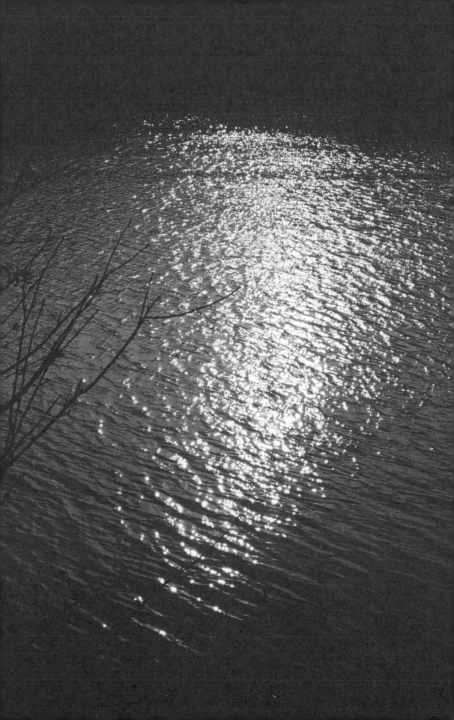

相反日。

今天是相反日，快，
快來加入這場狂歡！

餓的時候打飽嗝
飽的時候繼續塞

冷的時候脫衣服
熱的時候開暖氣

這是場延展至整個世紀的相反慶典！

難過的時候笑而應對
開心的時候不知所措

擁有的時候害怕失去
失去的時候盼望擁有

無關緊要的事斤斤計較
重於泰山的事輕於鴻毛

讓真愛從指尖輕易溜走

卻扒著舊愛死死不放走

相反日要到哪一天才能停啊？

顛倒都變成了倒顛……

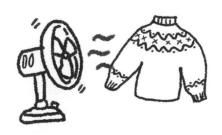

極端。

我像個
古老大鐘內
無法停泊的鐘擺

置於兩個極端中
晃蕩
搖曳不定

一下子世界為我唱起歌
路人為我擺動舞動起來
樹木灌木為我伴奏演唱

一下子世界鮮豔嫣紅橙橘色
的色澤被抽離走
藍灰色調取而代之抹上一層憂鬱

「咚、咚、咚」
會變色的
古老大鐘

論：藝術／藝術家。

藝術品擁有兩次重生。
詩人、星星、愛人。
藝術因子。
藝術的偉大。
佛地魔。
寫作動機。
不想為了文學而文學。
無意義的定義。

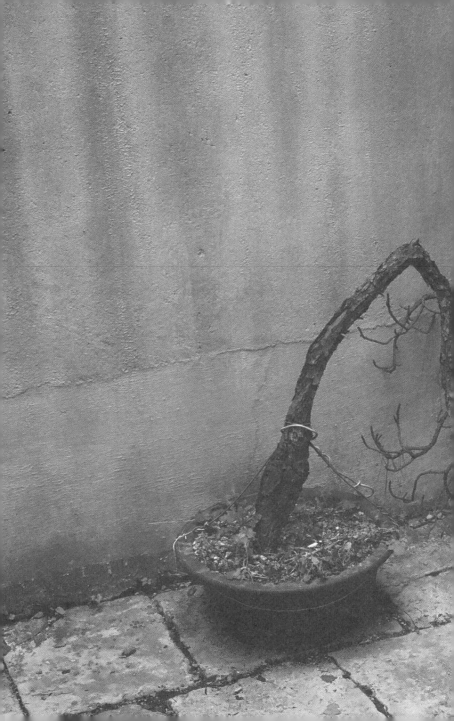

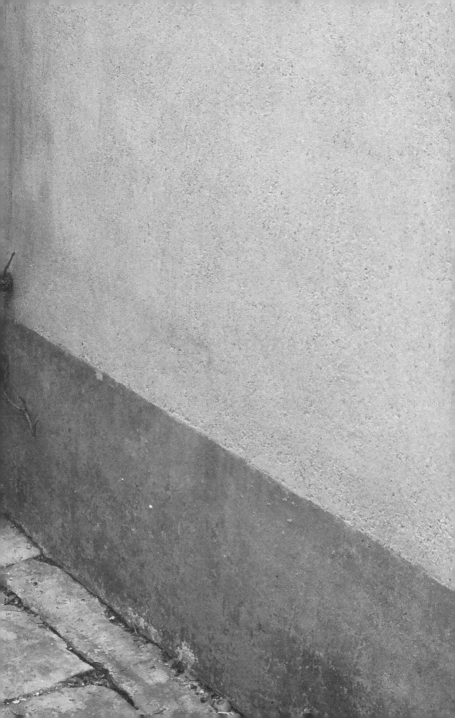

藝術品擁有兩次重生。

初生：從原創家凡庸肉體　解脫　　出　來
重生：被觀賞者色澤不一的虹膜以不同型態吸收進身
體腦部心裡

　　　　　　　　的每一次

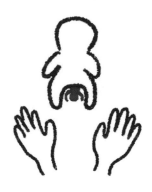

詩人、星星、愛人。

詩人與星星之間的纏綿
比及
詩人與愛人之間的緣分

碾碎星辰，自然流入到
詩人、愛人的
血液中，
生生不息。

藝術因子。

藝術因子潛伏在皮膚之下，順著血液流動的　　寄生蟲
　　透過每一次心跳的動力　　衝擊至身體的每一節肢
「砰咚、砰咚」作響

　　憤怒時衝向快炸裂的腦部，蔓延至整個漲紅的臉蛋
　　悲傷痛心時又從每一滴的淚珠順著引力滾落
破皮、創傷——都是藝術的因子逃離主子的出口
瘀青、瘀血——將是疼痛的堆積
越痛、越血淋淋——藝術撕灑得越淋漓盡致

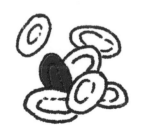

藝術的偉大。

透過象徵符號印象派
透過大筆筆觸小細節
將觀賞者與創作者
將人類與人類
的共和想像
串連起來

科學是我們觀察到
宇宙的偉大
藝術是我們創作出
人類的偉大

通過——眼睛的輕微觸碰
延伸——心裡的無窮想像

佛地魔。

佛地魔透過謀殺將自己的靈魂撕碎，並注入 7 個不同的載體，來達成自己永生的願望；藝術家們透過創作將自己的靈魂剝落至不同的作品，使藝術品生生不息。

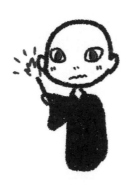

寫作動機。

當

除作者以外的任何一雙眼睛

一隻眼睛

都不曾、不會、不將

掃過那一塊塊用橫豎黑色細棒搭建出的文字時

他還會繼續深挖腦內深淵

噁心噁肺地吐出那些半消化完的斷肢殘骸

乾嘔出心血、新血

繼續用那兩隻半手指——堅持寫下去嗎？

不想為了文學而文學。

文學已躺在路旁奄奄一息了，請別讓她就這麼無足輕重的敗亡。

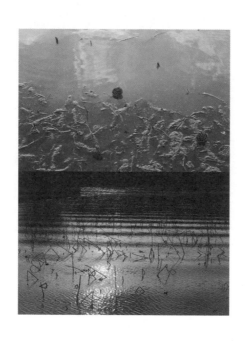

無意義的定義。

莊嚴大教堂中霸佔仰望凝視的聖母像，
眉毛下的陰影與　鼻子上的稜角
在色澤斑爛的玻璃馬賽克下
顯得格外曠世宏偉；

開始在畫作 / 插花 / 賽車
的第 10392 小時，
達芬奇 (Leonardo da Vinci) 忍不住揉了揉僵硬的脖子，
穿著和服的優雅女子大小腿的麻木
轉化為刺痛，
世界級 F1 冠軍手臂上的青筋微微暴起。

使用過的小便斗、貼在牆上的香蕉、放在地上的眼鏡
畫布上的兩個點、一個點、三個色塊、完全空白。
緩慢扭動的人體、快速暴動的四肢、在角落默默哼吱。

到底什麼才算是什麼？
又由誰來？如何來定義？

我說這是藝術，它就是藝術
我說這不是藝術，他還可以說它是藝術
我倆都說這不是藝術，它還是藝術
嗎？

誰知道呢。

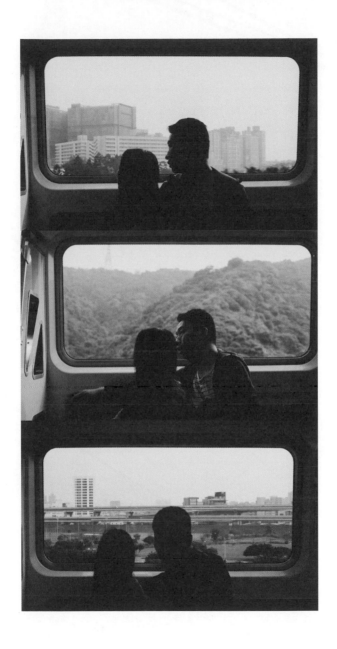

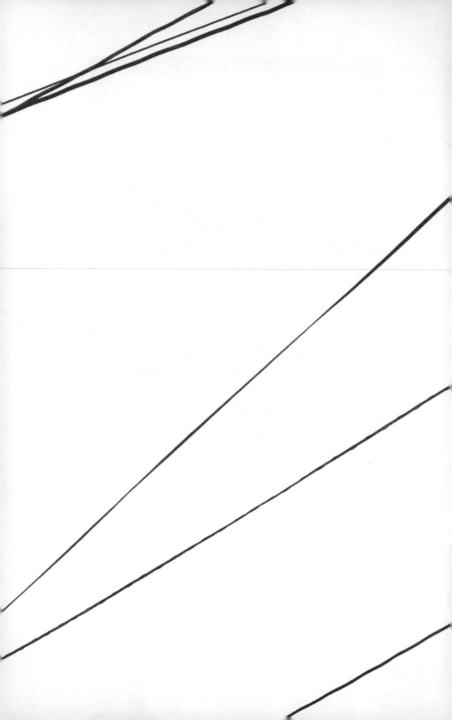

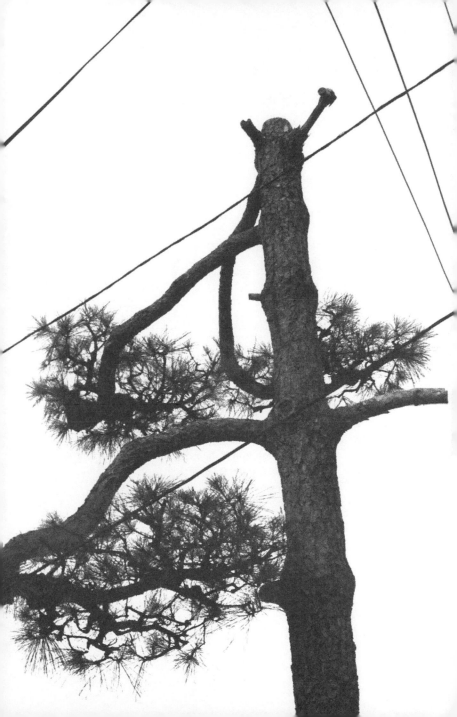

國家圖書館出版品預行編目(CIP)資料

十八癲悟 / 梁君玁文．插圖．攝影．——
初版．——臺北市：正好文化事業股份有限公司，
2021.11　面；公分
ISBN 978-986-06042-3-8（平裝）

851.487　　　　　　　110012300

十八癲悟
18.5

文、插圖、攝影	梁君玁
編輯企劃	梁君玁
執行主編	謝依君

出 版 者	正好文化事業股份有限公司
地　　址	台北市民權東路三段 106 巷 21 弄 10 號
電　　話	(02)2545-6688
網　　站	www. zenhow.group/book
電子信箱	book@zenhow.group
總 經 銷	時報文化出版企業股份有限公司
電　　話	(02)2306-6842
地　　址	桃園市龜山區萬壽路二段 351 號
製版印刷	富友文化事業有限公司
初版一刷	2021 年 11 月
定　　價	新台幣 480 元
I S B N	978-986-06042-3-8

Published by Zen How Publishing Co., Ltd.
All Rights Reserved
Printed in Taiwan